Ashwin Devasya
Vijaya Prasad Kamavaram Ellore
Mahantesha Taranatha

Monitorização da sedação

Ashwin Devasya
Vijaya Prasad Kamavaram Ellore
Mahantesha Taranatha

Monitorização da sedação

ScienciaScripts

Imprint

Any brand names and product names mentioned in this book are subject to trademark, brand or patent protection and are trademarks or registered trademarks of their respective holders. The use of brand names, product names, common names, trade names, product descriptions etc. even without a particular marking in this work is in no way to be construed to mean that such names may be regarded as unrestricted in respect of trademark and brand protection legislation and could thus be used by anyone.

Cover image: www.ingimage.com

This book is a translation from the original published under ISBN 978-620-2-00386-5.

Publisher:
Sciencia Scripts
is a trademark of
Dodo Books Indian Ocean Ltd. and OmniScriptum S.R.L publishing group

120 High Road, East Finchley, London, N2 9ED, United Kingdom
Str. Armeneasca 28/1, office 1, Chisinau MD-2012, Republic of Moldova, Europe
Printed at: see last page
ISBN: 978-620-7-68367-3

Índice:

INTRODUÇÃO

As palavras medo, ansiedade e dor há muito que estão associadas à medicina dentária. Ao longo dos anos, o público em geral tem pensado, e sido ensinado, que a medicina dentária dói. A imagem que o público tem do dentista confirma este facto. Os inquéritos têm demonstrado consistentemente que, embora a medicina dentária seja uma profissão altamente respeitada pelo público[1] , a imagem do dentista como alguém que gosta de magoar as pessoas ainda é mantida pela maioria das pessoas. Num inquérito sobre os medos mais comuns dos adultos, o medo de ir ao dentista ficou em segundo lugar, apenas atrás do medo de falar em público[2] .

A medicina dentária tem estado de facto na vanguarda da luta contra a dor. Atualmente, praticamente todos os procedimentos dentários podem ser concluídos com êxito na ausência de qualquer desconforto para o doente através da administração de anestésicos locais e/ou da utilização de outras técnicas. Atualmente, os dentistas estão conscientes de que muitos pacientes têm medo de receber tratamento dentário, especialmente crianças e jovens adultos. Esta consciencialização é o primeiro passo necessário para o tratamento eficaz dos medos e ansiedades da criança[3] .

O medo é frequentemente considerado uma emoção essencial, que aumenta a resposta de "luta ou fuga" em momentos de perigo e se manifesta como um sentimento desagradável de ansiedade ou apreensão relacionado com a presença ou antecipação do perigo. Os medos manifestam-se ao longo da infância, da adolescência e da idade adulta[4] .

Nós, na profissão de dentista, temos vindo a negligenciar um aspeto muito importante da gestão dos nossos pacientes. Com os grandes avanços técnicos que foram alcançados na medicina dentária nos últimos anos, todas as áreas do tratamento dentário podem ser realizadas com maior habilidade, um maior grau de precisão, menos traumas e podem ser concluídas em menos tempo. No entanto, apesar destes avanços, os problemas de medo e ansiedade persistem. Os profissionais de medicina dentária e médicos dispõem de uma variedade de técnicas para ajudar a gerir os medos e as ansiedades dos pacientes relativamente aos cuidados dentários e à cirurgia [5].

A maioria dos doentes dentários pediátricos pode ser tratada no ambiente dentário convencional. Estabelecendo uma boa relação com o paciente e os pais e confiando em técnicas sólidas de gestão do comportamento, a ansiedade e a dor de muitos pacientes dentários pediátricos podem ser geridas eficazmente utilizando apenas anestesia local. Em algumas crianças que não conseguem tolerar confortavelmente os procedimentos dentários, apesar do encorajamento gentil e da anestesia local adequada, deve ser considerada a utilização de tratamento farmacológico. Assim, o principal objetivo da gestão farmacológica de doentes jovens é minimizar ou eliminar a ansiedade, o que pode ser conseguido através da sedação, que, por sua vez, é um processo contínuo. A anestesia geral elimina totalmente a ansiedade e o limiar de reação à dor. A sedação, dependendo da sua profundidade, produz uma redução relativa da ansiedade, facilitando a oportunidade de convidar o doente a utilizar as capacidades de adaptação aprendidas e o aumento do limiar de reação à dor. No entanto, a sedação e a anestesia geral não estão isentas de riscos significativos, contra os quais os benefícios destas técnicas devem ser medidos. O grau de sedação depende de uma série de factores, sendo os mais proeminentes a dose, a taxa e a via do fármaco administrado e a taxa metabólica do doente, a área de superfície, a idade e o estado geral de saúde[6] .

O termo sedação consciente foi utilizado no passado para implicar um doente que está acordado, reativo e capaz de comunicar, indicando um nível adequado de consciência e a manutenção de reflexos protectores. A perda parcial ou total dos reflexos protectores e a incapacidade de manter as vias respiratórias de forma independente, como se verifica na sedação profunda e na anestesia geral, pode levar a laringoespasmos, apneia ou hipoxemia, que podem ser complicações graves ou potencialmente fatais. Uma vez que a sedação consciente não está associada à perda de reflexos protectores nem à incapacidade de manter as vias respiratórias de forma independente, comporta um risco mínimo de complicações potencialmente fatais, desde que se tenha o cuidado de evitar que o doente entre num estado de sedação profunda ou de perda de consciência. A sedação consciente ajuda a reduzir o medo e a ansiedade e permite que a criança ansiosa, mas potencialmente cooperativa, não só aceite o tratamento dentário, como também coopere melhor com os cuidados dentários no futuro[6] .

A sedação mínima e moderada ou a sedação consciente, tal como referida anteriormente, é particularmente vantajosa em doentes pediátricos que estão ansiosos e assustados, mas que são capazes de cooperar quando os níveis de ansiedade são reduzidos. Reduz o stress tanto para a criança como para o dentista, e a depressão respiratória é menos provável do que com a utilização de sedação profunda. A sedação consciente também produz algum grau de alteração do humor, amnésia e analgesia. Se a criança não cooperar demasiado para permitir a indução com fármacos, devem ser consideradas abordagens alternativas, como a sedação profunda ou a anestesia geral[6].

A palavra monitor vem da palavra latina "monere" que significa "lembrar, admoestar". A monitorização pode ser definida como "observar e avaliar uma função do corpo de perto e constantemente"[7]. Outra definição é "um aparelho que regista automaticamente sinais fisiológicos como a respiração, o pulso e a pressão sanguínea num doente anestesiado ou submetido a procedimentos cirúrgicos ou outros"[8].

A monitorização das funções fisiológicas adequadas de um doente durante os procedimentos sedativos e a anestesia geral permite a deteção precoce de efeitos secundários adversos que podem ser produzidos por medicamentos ou por acções clínicas, incluindo hemorragia ou subventilação. A deteção precoce destes problemas permite que sejam instituídas medidas correctivas numa altura em que é mais provável que previnam eficazmente o desenvolvimento de complicações graves. Reconhecer e tratar a urgência anestésica pode evitar que ela se torne uma emergência anestésica[7].

Com estas questões em pano de fundo, na presente dissertação discute-se a avaliação física e a preparação de um doente para a sedação e, principalmente, a monitorização durante e após o procedimento dentário ou qualquer procedimento operatório em crianças.

Capítulo 1

DEFINIÇÃO DE SEDAÇÃO CONSCIENTE

AAPD em 2011

"Sedação moderada (antiga terminologia "sedação consciente" ou sedação/analgesia): é uma depressão da consciência induzida por fármacos durante a qual os doentes respondem propositadamente a comandos verbais (por exemplo, "abra os olhos", quer isoladamente quer acompanhado de uma estimulação tátil ligeira - uma ligeira pancada no ombro ou na face, não uma fricção esternal) após uma estimulação tátil ligeira"[9] .

Conselho geral de medicina dentária

"Técnica em que um ou mais medicamentos produzem um estado de depressão do sistema nervoso central que permite a realização de um tratamento, mas em que o contacto verbal é mantido durante todo o período de sedação. Os medicamentos e as técnicas utilizadas devem ter uma margem de segurança suficientemente ampla para tornar improvável a perda involuntária de consciência"[10] .

CLASSIFICAÇÃO

Sedação mínima:

Um estado induzido por drogas durante o qual os pacientes respondem normalmente a comandos verbais.

Embora a função cognitiva e a coordenação possam ser afectadas, a função ventilatória e a função cardiovascular não são afectadas.

Subjetivamente, o doente pode sentir e/ou expressar menos ansiedade em relação ao procedimento clínico em comparação com os períodos de pré-sedação.

Objetivamente, o doente pode parecer mais calmo e menos reativo ao tratamento clínico estímulos e propositadamente interactivos com o clínico, em comparação com os períodos de pré-sedimentação.

Sedação moderada:

Uma depressão da consciência induzida por medicamentos durante a qual os doentes respondem propositadamente a comandos verbais. Para os doentes mais velhos, este nível de sedação implica um estado interativo; para os doentes mais novos, o comportamento adequado à idade (por exemplo, chorar) ocorre e é esperado. Não é necessária qualquer intervenção para manter as vias aéreas desobstruídas, e a ventilação espontânea é adequada. A função cardiovascular é geralmente mantida. Os doentes mais jovens apresentam comportamentos adequados à idade, incluindo choro; os doentes mais velhos demonstram um estado interativo.

Subjetivamente, o doente pode sentir e/ou expressar menos ansiedade em relação ao procedimento clínico em comparação com os períodos de pré-sedação.

Objetivamente, o doente pode parecer menos tenso, consciente, mas menos evidente A, estímulos clínicos, reactivos e propositadamente interactivos com o clínico em comparação com os períodos de pré-sedação. O doente, se for comportamental e cognitivamente cooperante, deve ser capaz de mover a cabeça e/ou a mandíbula de forma independente, de acordo com as instruções do médico, e de ajudar a manter a permeabilidade ideal das vias aéreas[11] .

Sedação profunda:

Depressão da consciência induzida por medicamentos, durante a qual os doentes não podem ser facilmente despertados, mas respondem propositadamente após estímulos verbais ou dolorosos repetidos. A capacidade de manter a função ventilatória de forma autónoma pode estar comprometida. Os doentes podem necessitar de assistência para manter as vias aéreas desobstruídas e a ventilação espontânea pode ser inadequada. Pode haver uma perda parcial ou total dos reflexos protectores das vias aéreas.

Subjetivamente, o doente pode sentir e/ou expressar sentimentos de ansiedade limitados ou inexistentes associado ao procedimento clínico.

Objetivamente, o doente pode parecer muito relaxado, não consciente e pouco ou nada reativo aos estímulos clínicos, e não interativo com o médico em nenhum momento. O doente não seria capaz de mover a cabeça e/ou a mandíbula de forma independente para manter a permeabilidade ideal das vias aéreas de acordo com a situação clínica e, nestas circunstâncias, requer uma monitorização contínua das vias aéreas e a assistência contínua do médico (por exemplo, inclinação da cabeça, procedimento de elevação do queixo)[11] .

<u>Anestesia geral</u>:

Perda de consciência induzida por fármacos, durante a qual os doentes não estão despertos, mesmo com estímulos dolorosos. A capacidade de manter a função ventilatória de forma autónoma está frequentemente comprometida. Os doentes necessitam frequentemente de assistência para manter as vias respiratórias desobstruídas e pode ser necessária ventilação com pressão positiva devido a uma ventilação espontânea deprimida ou a uma depressão da função neuromuscular induzida por medicamentos. A função cardiovascular pode estar comprometida[11]
.

Capítulo 2

INDICAÇÕES

1) Doentes pertencentes à classe I e à classe II da ASA com qualquer uma das indicações abaixo indicadas

2) Pacientes receosos e ansiosos.

3) Pacientes que não podem cooperar devido a uma falta de maturidade psicológica ou emocional e/ou a uma deficiência mental, física ou médica[12]

4) Crianças para as quais as técnicas básicas de orientação comportamental não foram bem sucedidas ou são contra-indicadas.

5) Pacientes para os quais o uso de sedação pode proteger a psique em desenvolvimento e/ou reduzir o risco médico[13] .

CONTRA-INDICAÇÕES

1) Criança co-operativa com necessidades dentárias mínimas

2) A falta de consentimento para um tratamento sob sedação constitui uma contraindicação absoluta.

3) Crianças não acompanhadas. As crianças que recebem sedação por inalação devem ser acompanhadas por um adulto responsável

4) Doença sistémica grave ou não controlada

5) Doença pulmonar obstrutiva crónica

6) Quando a presença de uma infeção disseminada na boca ameaça as vias respiratórias, é necessário, nestes casos, assegurar as vias respiratórias sob anestesia geral.

7) Hipotiroidismo

8) A obstrução das vias respiratórias nasais é uma contraindicação específica para a utilização de sedação com óxido nitroso, para além das contra-indicações gerais

9) Para além das contra-indicações gerais, a insuficiência hepática, a porfiria, a miastenia gravis e a alergia a medicamentos do grupo das benzodiazepinas constituem contra-indicações específicas para a sedação com benzodiazepinas.

10) **DIFERENÇAS ANATÓMICAS E FISIOLÓGICAS ENTRE O DOENTE PEDIÁTRICO E O ADULTO**

11)

12) As diferenças de tamanho, peso e idade na medida do sistema de maturação são óbvias. A taxa metabólica basal é maior nas crianças e afecta a resposta aos medicamentos e parâmetros fisiológicos importantes. Os doentes pediátricos necessitam de doses mais elevadas de medicamentos por unidade de peso corporal devido a factores como a área de superfície, o tamanho dos órgãos, a taxa metabólica basal, a distribuição nos compartimentos dos tecidos e a taxa de filtração glomerular[14] .

13) Frequência respiratória mais elevada nas crianças, devido a uma maior necessidade de oxigénio mas a um sistema alveolar menos maduro. As variações anatómicas nos doentes pediátricos exigem considerações diferentes durante a gestão das vias aéreas. Passagens nasais e glote estreitas, combinadas com amígdalas e adenóides hipertróficas, língua aumentada e maior quantidade de secreções, produzem um risco muito maior de obstrução das vias aéreas. As vias respiratórias de todos os doentes devem ser examinadas antes da sedação. Os doentes com tecido tonsilar que ocupa mais de 50% do espaço faríngeo correm um risco acrescido de obstrução respiratória, devendo ser consideradas opções de tratamento alternativas. As crianças demonstram uma tolerância reduzida à obstrução respiratória. Assim, a apnéia súbita é uma preocupação maior na faixa etária pediátrica. Como o tórax é mais pequeno, com menor capacidade de expansão, as crianças têm menos reserva funcional. Consequentemente, são mais propensas a uma rápida dessaturação aquando da obstrução ou depressão respiratória. Por este motivo, as crianças com apneia do sono não são boas candidatas a sedação[14] .

14) O ritmo cardíaco é mais rápido e a pressão arterial é mais baixa do que no adulto. As crianças são mais susceptíveis a bradicardia, diminuição do débito cardíaco e hipotensão. Ao contrário

do que acontece na população adulta, a frequência cardíaca é o principal fator determinante da pressão arterial nas crianças. Os mecanismos de compensação para manter uma pressão arterial adequada quando a frequência cardíaca está diminuída não estão tão bem desenvolvidos nas crianças. Assim, uma diminuição da frequência cardíaca leva a uma diminuição correspondente da pressão arterial e da oxigenação dos tecidos. Este conceito deve ser considerado aquando da administração de fármacos que deprimem a frequência cardíaca na população em idade pediátrica[14] .

15)O efeito e a duração da ação dos medicamentos são muito mais variáveis nas crianças. No caso de agentes mais lipofílicos, a retenção pode ser prolongada, especialmente em crianças obesas. Em alguns doentes, o metabolismo dos medicamentos pode estar aumentado. Devido a uma melhor perfusão periférica nas crianças, o início da ação dos medicamentos administrados por via intramuscular pode ser mais rápido[14] .

16) As dosagens dos medicamentos para crianças devem ser cuidadosamente individualizadas para cada doente

seguindo as directrizes estabelecidas. Existem também graus de sucesso, e a imobilização total e a quase inconsciência de um doente não devem ser necessariamente equiparadas à sedação mais bem sucedida. Deve-se escolher o agente e a técnica que melhor se adequam ao tipo de paciente, bem como à natureza do que precisa ser realizado[14] .

AVALIAÇÃO FISIOLÓGICA E PSICOLÓGICA DA CRIANÇA PARA SEDAÇÃO

Foi afirmado que "quando nos preparamos para uma emergência, a emergência deixa de existir"[15] . Antes de um novo paciente ser tratado, é importante que o dentista e a equipa se familiarizem com o historial médico do paciente. Isto é válido em todas as situações, independentemente de o doente receber ou não medicamentos para controlo da dor ou da ansiedade. Uma vez que os cuidados dentários podem ter um efeito profundo no bem-estar físico e psicológico do doente, é extremamente importante que a pessoa que trata o doente saiba de antemão quais os problemas mais prováveis de ocorrer. O conhecimento prévio do estado físico do doente permite ao dentista modificar o plano de tratamento proposto para melhor corresponder ao limite de tolerância do doente. A administração de certos medicamentos utilizados em medicina dentária está especificamente contra-indicada em doentes com alguns estados patológicos. O conhecimento destas contra-indicações é fundamental para evitar complicações potencialmente graves.

OBJECTIVOS DA AVALIAÇÃO FÍSICA E PSICOLÓGICA

Descreve-se a seguir um programa de avaliação física completo mas fácil de utilizar [16,17]

1. Determinar a capacidade do paciente para tolerar fisicamente as tensões envolvidas no tratamento dentário planeado.
2. Determinar a capacidade do paciente para tolerar psicologicamente as tensões envolvidas no tratamento dentário planeado.
3. Determinar se a modificação do tratamento está indicada para permitir ao paciente tolerar melhor o stress do tratamento dentário.
4. Determinar se a utilização de psico-sedação está indicada.
5. Para determinar qual a técnica de sedação mais adequada para o doente.

Determinar se existem contra-indicações para (1) o tratamento dentário planeado e (2) qualquer um dos medicamentos a utilizar.

AVALIAÇÃO FÍSICA

A avaliação física é composta pelos três elementos seguintes

1. Historial médico
2. Exame físico
3. História do diálogo

Com esta informação, o dentista estará mais apto a determinar o estado físico e psicológico do paciente, a procurar consulta médica, se indicado, e, se necessário, a modificar adequadamente o tratamento dentário planeado[18] .

Historial médico

A utilização de um questionário de história clínica escrito e preenchido pelo doente é uma necessidade moral e legal, tanto na prática da medicina como da medicina dentária. Estes questionários fornecem ao dentista informações valiosas sobre o estado físico e, nalguns casos, psicológico do potencial paciente. Estão disponíveis muitos tipos de questionários de história clínica; no entanto, a maioria são simplesmente modificações de dois tipos básicos: o formulário "curto" e o formulário "longo"[18] .

O questionário de história clínica abreviado fornece informações básicas sobre a história clínica de um doente e é mais adequado para ser utilizado por um dentista com experiência clínica considerável em avaliação física. Ao utilizar a história clínica abreviada, o dentista deve ter uma compreensão firme da história de diálogo apropriada necessária para ajudar na determinação do risco relativo apresentado pelo doente. O dentista também deve ter experiência na utilização das técnicas de avaliação física e na sua interpretação. Infelizmente, a maioria dos dentistas utiliza o formulário curto ou uma modificação do mesmo no seu consultório, principalmente como uma conveniência para o seu doente e para si próprios[18] .

O formulário longo, por outro lado, fornece uma base de dados mais pormenorizada sobre a condição física do potencial doente. É mais frequentemente utilizado em situações de ensino e representa um instrumento ideal para o ensino da avaliação física[18] .

Nos últimos anos, foram desenvolvidos questionários de história clínica gerados por computador. O valor final da história clínica reside na capacidade do dentista para interpretar o significado das respostas e para obter informações adicionais através do exame físico e da história de diálogo[19, 20] .

Questionário de história clínica pediátrica[21] é o seguinte,

---

Child's Name: ___________________________ Date of Birth: ___________ Age _________ Date: _________
Address: ____ Telephone: (____)____________
Physician's name (Medical Doctor): _________________________________ Telephone: (____)____________

Please circle the appropriate answer

1. Does your child have a health problem? .... YES NO
2. Was your child a patient in a hospital? .... YES NO
3. Date of last physical exam: ___________________
4. Is your child now under medical care? .... YES NO
5. Is your child taking medication now? .... YES NO
   If so, for what? ___________________________.
6. Has your child ever had a serious illness or operation? YES NO
7. If so, explain: ___________________________
8. Does your child have (or ever had) any of the following diseases?
   a. Rheumatic fever or rheumatic heart disease ... YES NO
   b. Congenital heart disease .... YES NO
   c. Cardiovascular disease (heart trouble, heart attack, coronary insufficiency, coronary occlusion, high blood pressure, arteriosclerosis, stroke) .... YES NO
   d. Allergy? Food □, Medicine □, Other □ .. YES NO
   e. Asthma □ Hay Fever □ .... YES NO
   f. Hives or a skin rash .... YES NO
   g. Fainting spells or seizures .... YES NO
   h. Hepatitis, jaundice or liver disease .... YES NO
   i. Diabetes .... YES NO
   j. Inflammatory rheumatism (painful or swollen joints) .... YES NO
   k. Arthritis .... YES NO
   l. Stomach ulcers .... YES NO
   m. Kidney trouble .... YES NO
   n. Tuberculosis (TB) .... YES NO
   o. Persistent cough or cough up blood .... YES NO
   p. Veneral disease .... YES NO
   q. Epilepsy .... YES NO
   r. Sickle Cell disease .... YES NO
   s. Thyroid disease .... YES NO
   t. AIDS .... YES NO
   u. Emphysema .... YES NO
   v. Psychiatric treatment .... YES NO
   w. Cleft lip/palate .... YES NO
   x. Cerebral palsy .... YES NO
   y. Mental retardation .... YES NO
   z. Hearing disability .... YES NO
   aa. Developmental disability .... YES NO
       If yes, explain: ___________________
   bb. Was your child premature? .... YES NO
       If yes, how many weeks ___________________
   cc. Other: ___________________
9. Does your child have to urinate (pass water) more than six times a day? .... YES NO
10. Is your child thirsty much of the time? .... YES NO
11. Has your child had abnormal bleeding associated with previous surgery, extractions or accidents? .... YES NO
12. Does he/she bruise easily? .... YES NO

13. Has he/she ever required a blood transfusion? ..... YES NO
14. Does he/she have any blood disorders such as anemia, etc? .... YES NO
15. Has he/she ever had surgery, x-ray or chemotherapy for a tumor, growth, or other condition? .... YES NO
16. Does your child have a disability that prevents treatment in a dental office? .... YES NO
17. Is he/she taking any of the following?
    a. Antibiotics or sulfa drugs .... YES NO
    b. Anticoagulants (blood thinners) .... YES NO
    c. Medicine for high blood pressure .... YES NO
    d. Cortisone or steroids .... YES NO
    e. Tranquilizers .... YES NO
    f. Aspirin .... YES NO
    g. Dilantin or other anticonvulsant .... YES NO
    h. Insulin, tolbutamide, Orinase, or similar drug ... YES NO
    i. Any other? ___________________
18. Is he/she allergic to, or has he/she ever reacted adversely to, any of the following?
    a. Local anesthetics .... YES NO
    b. Penicillin or other antibiotics .... YES NO
    c. Sulfa drugs .... YES NO
    d. Barbituates, sedatives, or sleeping pills .... YES NO
    e. Aspirin .... YES NO
    f. Any other? ___________________
19. Has he/she any serious trouble associated with any previous dental treatment? .... YES NO
    If so, please explain: ___________________
20. Has your child been in any situation which could expose him/her to x-rays or other ionizing radiators? ...... YES NO
21. Last date of dental examination: ___________________
22. Has he/she ever had orthodontic treatment (worn braces)? .... YES NO
23. Has he/she ever been treated for any gum diseases (gingivitis, periodontitis, trenchmouth, pyorrhea)? .... YES NO
24. Does his/her gums bleed when brushing teeth? .... YES NO
25. Does he/she grind or clench teeth? .... YES NO
26. Has he/she often had toothaches? .... YES NO
27. Has he/she had frequent sores in his/her mouth? .. YES NO
28. Has he/she had any injuries to his/her mouth or jaws? YES NO
    If yes, explain: ___________________
29. Does he/she have any sores or swellings of his/her mouth or jaws? .... YES NO
30. Have you been satisfied with your child's previous dental care? .... YES NO
ADOLESCENT WOMEN:
31. Are you pregnant now, or think you may be? .... YES NO
32. Do you anticipate becoming pregnant? .... YES NO
33. Are you taking the pill? .... YES NO

To the best of my knowledge, all of the preceding answers are true and correct. If my child ever has a change in his/her health or his/her medicines change, I will inform the doctor at the next appointment without fail.

Parent's Signature: ___________________________________ Date ___________

MEDICAL HISTORY / PHYSICAL EXAMINATION REVIEW

Date	Addition	Student/Faculty Signatures	
__________	__________	__________	__________
__________	__________	__________	__________
__________	__________	__________	__________

ALERGIAS

São comuns os doentes com alergias ao látex e a medicamentos. As perguntas sobre essas sensibilidades devem ser feitas a todos os doentes, para que não sejamos confrontados com uma anafilaxia potencialmente fatal durante a anestesia. Quando é comunicada uma alergia a uma determinada classe de fármacos, existem frequentemente outras classes disponíveis para realizar a mesma tarefa. Beneficiamos os nossos doentes quando investigamos estes agentes quanto a uma potencial reatividade cruzada. A alergia ao látex merece uma menção especial, uma vez que o seu reconhecimento tem aumentado substancialmente nos últimos anos. A alergia a esta borracha natural ocorre após exposição repetida

Embora alguns doentes se limitem a notar uma irritação cutânea provocada pelas luvas de borracha, é muito preocupante para o doente que sofreu um inchaço na garganta, por exemplo, ao encher um balão ou ao pintar uma divisão com tinta de látex. O látex encontra-se em grande parte do nosso equipamento médico - desde os sacos de respiração, aos êmbolos das seringas e às tampas perfuráveis dos frascos de medicamentos. Num doente com alergia ao látex, temos de eliminar todos os produtos que contenham látex do contacto com o doente, incluindo o contacto indireto, como a administração de medicamentos através de um tampão de látex[18] .

Considerações sobre o doente alérgico/sensível ao látex

Luvas sem látex

Retirar as tampas dos frascos de medicamentos, em vez de perfurar a tampa de borracha para extrair os medicamentos.

Confirmar o equipamento sem látex

    saco de respiração manual

    foles de ventilação

    braçadeira de tensão arterial

    tubo para estetoscópio esofágico/precordial

    portas de acesso à tubagem intravenosa

    porta de acesso epidural

    Tampas de êmbolo de seringa (sem látex).

EXAME FÍSICO

O verdadeiro estado da condição física do doente pode ser desconhecido para ele. Sentir-se bem, embora seja normalmente um bom indicador de saúde, não é garantia de boa saúde[20] . A maioria das pessoas "saudáveis" não vai regularmente ao médico para efetuar exames de rotina. Informações recentes sugerem que o exame físico anual deve ser descontinuado nos doentes jovens e saudáveis, uma vez que não provou ser uma ajuda tão valiosa na medicina preventiva como se pensava[21] .

Muitas entidades patológicas podem estar presentes durante um período de tempo considerável sem apresentarem sinais ou sintomas evidentes que alertem o doente para a sua presença. Quando os sinais e sintomas estão presentes, são frequentemente confundidos com outros problemas mais benignos. Embora possam responder às perguntas do questionário de história clínica da melhor forma possível, os doentes não podem dar uma resposta positiva a uma pergunta a menos que estejam conscientes de que têm a doença[18] .

O exame físico do doente permite constatar o seguinte

    1. Monitorização dos sinais vitais

    2. Inspeção visual do doente

    3. Testes de função, conforme indicado

    4. Auscultação do coração e dos pulmões e análises laboratoriais[18] .

O principal valor do exame físico é o facto de fornecer ao dentista informações importantes sobre a condição física do doente imediatamente antes do início do tratamento. O paciente deve ser submetido a uma avaliação física mínima na visita inicial ao consultório antes do início de qualquer tratamento dentário. As leituras obtidas nesta altura, denominadas sinais vitais de base, são registadas na ficha do paciente.

Capítulo 3

1. Pressão arterial (PA)
2. Frequência cardíaca (pulso) e ritmo
3. Frequência respiratória
4. Temperatura
5. Altura
6. Peso

As técnicas de registo dos sinais vitais e as orientações para a sua interpretação são abordadas a seguir.

PRESSÃO SANGUÍNEA

A técnica recomendada para a determinação exacta da tensão arterial é o método manual. O equipamento necessário é um estetoscópio e um esfigmomanómetro. O mais preciso e fiável destes dispositivos é o manómetro de gravidade de mercúrio. O manómetro aneroide, provavelmente o mais utilizado, é calibrado para ser lido em milímetros de mercúrio e também é bastante preciso se for bem mantido. Os monitores automáticos da PA tornaram-se bastante comuns, uma vez que a sua precisão aumentou e o seu custo diminuiu. A utilização de monitores automáticos simplifica a monitorização dos sinais vitais, mas os dentistas devem ser aconselhados a verificar periodicamente a precisão destes dispositivos[23].

Embora sejam os mais precisos, a utilização de manómetros de mercúrio tem-se tornado cada vez mais rara porque são demasiado volumosos para serem facilmente transportados e os derrames de mercúrio são potencialmente perigosos[24]. Para a monitorização pré-operatória de rotina da PA, o doente deve estar sentado na posição vertical. O braço deve estar ao nível do coração, relaxado, ligeiramente fletido e apoiado numa superfície firme. O doente deve poder sentar-se durante pelo menos 5 minutos antes de efetuar o registo da tensão arterial. Isto permitirá que o doente relaxe um pouco, de modo a que a pressão registada se aproxime mais da leitura de base do doente. Durante este tempo, podem ser efectuados outros procedimentos não ameaçadores, como a revisão do questionário da história clínica.

A braçadeira de tensão arterial deve ser desinsuflada antes de ser colocada no braço. A braçadeira deve ser enrolada de forma uniforme e firme à volta do braço, com o centro da parte insuflável sobre a artéria braquial e a tubagem de borracha ao longo do aspeto medial do braço. A margem inferior da braçadeira deve ser colocada aproximadamente 2 a 3 cm acima da fossa antecubital (o doente deve conseguir fletir o cotovelo com a braçadeira colocada). Uma braçadeira de tensão arterial está demasiado apertada se não for possível colocar dois dedos por baixo do bordo inferior da braçadeira. Uma braçadeira demasiado apertada diminui o retorno venoso do braço, conduzindo a medições erradas. Uma braçadeira está demasiado solta se puder ser facilmente puxada do braço com um ligeiro puxão. Deve existir uma ligeira resistência quando a braçadeira é corretamente aplicada[18].

O pulso radial no pulso deve ser palpado e a pressão na braçadeira deve ser aumentada rapidamente até um ponto aproximadamente 30 mm Hg acima do ponto em que o pulso desaparece. A braçadeira deve então ser lentamente esvaziada a uma taxa de 2 a 3 mm Hg/seg até o pulso radial regressar. Este valor é designado por pressão sistólica à palpação. A pressão residual na braçadeira deve ser libertada para permitir a drenagem venosa do braço. A determinação da PA pelo método auscultatório, mais preciso, requer a palpação da artéria braquial, localizada na face medial da fossa antecubital. Os auscultadores do estetoscópio devem ser colocados virados para a frente, firmemente nos ouvidos do examinador. O diafragma do estetoscópio deve ser colocado firmemente na face medial da fossa antecubital, sobre a artéria braquial. Para reduzir os ruídos estranhos, o estetoscópio não deve tocar na braçadeira de tensão arterial ou nos tubos de borracha. A braçadeira de tensão arterial deve ser rapidamente insuflada até um nível 30 mm Hg acima da pressão sistólica palpatória previamente determinada. A pressão na braçadeira deve ser gradualmente libertada (2 a 3 mm/seg.) até se ouvir o primeiro som (um som de batida) através do estetoscópio. Este valor é designado por pressão arterial sistólica. À medida que a braçadeira vai esvaziando, o som vai mudando de qualidade e de intensidade. À medida que a pressão da braçadeira se aproxima da pressão diastólica, o som

torna-se monótono e abafado e depois cessa. A PA diastólica é melhor indicada como o ponto de cessação completa do som. O som vai-se desvanecendo gradualmente. Nestes casos, o ponto em que o som se torna abafado é a pressão diastólica. A braçadeira deve ser desinsuflada lentamente até um ponto 10 mm Hg para além do ponto de desaparecimento e depois totalmente desinsuflada.
Erros comuns de técnica.

Alguns erros comuns associados ao registo da PA conduzem a leituras incorrectas. A falta de conhecimento destes erros pode levar a um encaminhamento desnecessário para consulta médica, a um aumento dos encargos financeiros para o doente e a uma perda de confiança no dentista[25].

1. A aplicação da braçadeira de tensão arterial demasiado frouxa produz leituras falsamente elevadas
2. A utilização de uma braçadeira de tamanho incorreto pode resultar em leituras erradas.
3. Pode estar presente um hiato auscultatório, que representa uma perda de som entre as pressões sistólica e diastólica, reaparecendo o som a um nível inferior.
4. O doente pode estar ansioso. O registo da PA pode provocar ansiedade,[26] causando elevações transitórias da PA, principalmente da pressão sistólica, até 6,3-7,9 mmHg[27].
5. A PA baseia-se nos sons de Korotkoff produzidos pela passagem do sangue através de artérias ocluídas, parcialmente ocluídas ou não ocluídas. A observação de "pulsações" numa coluna de mercúrio ou na agulha de um manómetro aneroide leva a pressões sistólicas falsamente elevadas.
6. A utilização do braço esquerdo ou direito produzirá diferenças na PA registada. Pode ocorrer uma diferença superior a 10 mm Hg nas leituras entre braços em cerca de 20% dos indivíduos[28]

Tamanhos recomendados de braçadeiras de tensão arterial[24]		
Circunferência do braço	**Punho**	**Tamanho do punho**
22-26 cm	Adulto pequeno	12 x 22 cm
27-34 cm	Adulto	16 x 30 cm
35-44 cm	Adulto grande	16 x 36 cm
45-52 cm	Coxa de adulto	16 x 42 cm

O sistema de avaliação física da Universidade do Sul da Califórnia (USC) baseia-se no sistema de classificação do estado físico da ASA[29]. Este sistema apresenta quatro categorias de risco baseadas no historial médico e na avaliação física de um doente. As categorias da ASA para o registo da PA em adultos são apresentadas em[30,31].

Directrizes para a tensão arterial		
Pressão arterial (mm Hg)	**Classificação ASA**	**Considerações sobre a terapia dentária**
<140 e <90	1	1. Gestão dentária de rotina 2. Novo controlo em 6 meses, exceto se um tratamento específico exigir uma monitorização mais frequente

140-159 e/ou 90-94	2	1. Verificar novamente a PA antes do tratamento dentário durante três consultas consecutivas; se todas excederem estas directrizes, está indicada uma consulta médica 2. Gestão dentária de rotina
160-199 e/ou 95-114	3	1. Verificar novamente a tensão arterial dentro de 5 minutos 2. Se a tensão arterial continuar elevada, é necessário consultar um médico antes da terapia dentária
		garantida 3. Terapia dentária de rotina
200+ e/ou 115+	4	1. Verificar novamente a tensão arterial dentro de 5 minutos 2. Consulta médica imediata se ainda estiver elevada 3. Não efetuar tratamentos dentários, de rotina ou de emergência, até que a tensão arterial elevada seja corrigida 4. Encaminhar para o hospital se for indicado tratamento dentário imediato

Tensão arterial normal para várias idades		
Idades	**Média Sistólica ±2 DP**	**Diastólica média ±2 DP**
Recém-nascido	80+/-16	46+/- 16
6 meses-1 ano	89+/-29	60 +/- 10
1 ano	96+/-30	66+/-25
2 anos	99+/-25	64+/-25
3 anos	100+/-25	67+/-23
4 anos	99+/-20	65+/-20
5-6 anos	94+/-14	55+/-9
6-7 anos	100+/-15	56+/-8
7-8 anos	102+/-15	56+/-9

8-9anos	105+/-16	57+/-9
9-10 anos	107+/-16	57+/-10
10-11 anos	111+/-17	58+/-10
11-12 anos	113+/-18	59+/-10
12-13 anos	115+/-19	59+/-10
13-14 anos	118+/-19	60+/-10

FREQUÊNCIA E RITMO CARDÍACOS

A frequência e o ritmo cardíacos podem ser medidos em qualquer artéria facilmente acessível. As artérias mais utilizadas para medições de rotina são a artéria braquial, localizada na face medial da fossa antecubital, e a artéria radial, localizada nas faces radial e ventral do pulso. Para palpar uma artéria, devem ser utilizadas as porções carnudas dos dois primeiros dedos (indicador e médio). Deve ser aplicada uma pressão suave para sentir a pulsação. Não pressionar com tanta força que a artéria fique ocluída e não se sinta a pulsação. O polegar não deve ser utilizado para monitorizar a pulsação porque contém uma artéria de tamanho razoável. Os aparelhos automáticos de medição da tensão arterial e o oxímetro de pulso permitem medir o ritmo cardíaco.

Devem ser avaliados três factores enquanto o pulso é monitorizado

1. A frequência cardíaca (registada em batimentos por minuto)
2. O ritmo do coração (regular ou irregular)
3. A qualidade do pulso (fraco, frouxo, acelerado, cheio)

A frequência cardíaca deve ser avaliada durante um mínimo de 30 segundos e, idealmente, durante 1 minuto. A frequência cardíaca normal em repouso para um adulto varia entre 60 e 110 batimentos por minuto. É frequentemente mais baixa num atleta bem condicionado e elevada no indivíduo com medo.

O coração saudável mantém um ritmo relativamente regular. As irregularidades do ritmo devem ser confirmadas e avaliadas através de um historial de diálogo e/ou de uma consulta médica antes do início do tratamento. A contração ventricular prematura (PVC) ocasional é tão comum que não é necessariamente considerada anormal. As CVPs podem ser produzidas pelo tabagismo, fadiga, stress, vários medicamentos e álcool. As CVPs frequentes estão normalmente associadas a um miocárdio danificado ou isquémico. No entanto, quando as contracções ventriculares estão presentes com uma frequência de cinco ou mais por minuto, especialmente se aparecerem em intervalos irregulares, deve ser procurada uma consulta médica. Os doentes com cinco ou mais extrassístoles ventriculares por minuto são considerados de maior risco para morte súbita cardíaca (fibrilhação ventricular) e têm maior probabilidade de ter desfibrilhadores automáticos implantados[33, 34]. Clinicamente, as extrassístoles ventriculares detectadas por palpação aparecem como uma quebra num ritmo geralmente regular, em que se nota uma pausa mais longa do que o normal (um "batimento saltado"), seguida do recomeço de um ritmo regular.

Uma segunda perturbação do pulso é designada por pulses alternans[35]. Não se trata verdadeiramente de uma disritmia, mas de um ritmo cardíaco regular que se caracteriza por um pulso em que se alternam batimentos fortes e fracos. É produzido pela força contrátil alternada de um ventrículo esquerdo doente. A alternância de pulsos é observada frequentemente na insuficiência ventricular esquerda grave, na hipertensão arterial grave e na doença arterial coronária.

Muitas outras disritmias podem ser detectadas através da palpação do pulso. A "irregularidade irregular" da fibrilhação auricular é observada em doentes com hipertiroidismo e justifica uma consulta de pré-tratamento. A disritmia sinusal é detectada frequentemente em adolescentes saudáveis. É observada como um aumento da frequência cardíaca seguido de uma diminuição da frequência que se correlaciona com o ciclo respiratório

A qualidade do pulso é normalmente descrita como cheia, limitada, fraca ou fraca. Estes adjectivos estão relacionados com a "sensação" subjectiva do pulso e são utilizados para descrever situações como um pulso "cheio" ou um pulso "fraco". A tabela abaixo apresenta a gama de frequências cardíacas normais em crianças de várias idades.

Frequência média de pulso em diferentes idades			
Idade	Limites inferiores do normal	Média	Limites superiores do normal
Recém-nascido	70	120	170
1-11 meses	80	120	160
2 anos	80	110	130
4 anos	80	100	120
6 anos	75	100	115
8 anos	70	90	110
10 anos	70	90	110

FREQUÊNCIA RESPIRATÓRIA

A determinação da frequência respiratória deve ser efectuada de forma sub-reptícia. Os doentes que sabem que a sua respiração está a ser observada não respiram normalmente. Recomenda-se, portanto, que a respiração seja monitorizada imediatamente após a frequência cardíaca. Os dedos do observador são deixados no pulso radial ou braquial do paciente após a determinação da frequência cardíaca; no entanto, o observador conta as respirações (observando a subida e descida do tórax) durante um mínimo de 30 segundos, idealmente durante 1 minuto.

A frequência respiratória normal para um adulto é de 14 a 18 respirações por minuto. A bradipneia (ritmo anormalmente lento) pode ser produzida, entre outras causas, pela administração de opiáceos, enquanto a taquipneia (ritmo anormalmente rápido) é observada com febre, medo (hiperventilação) e alcalose. A alteração mais comum da ventilação observada no ambiente dentário será a hiperventilação, um aumento anormal da frequência e da profundidade da respiração. Também é observada, mas com muito menos frequência, na acidose diabética. A causa mais comum de hiperventilação em ambientes dentários e cirúrgicos é o stress psicológico extremo.

Qualquer variação significativa da frequência respiratória deve ser avaliada antes do tratamento. A ausência de ventilação espontânea é sempre uma indicação de ventilação controlada.

Frequência respiratória por idade	
Idade	Taxa/min
Neonato	40
1 semana	30
1 ano	24
3 anos	22
5 anos	20

8 anos	18
12 anos	16
21 anos	12

A tensão arterial, a frequência e o ritmo cardíacos e a frequência respiratória fornecem informações sobre o funcionamento do sistema cardio-respiratório. Recomenda-se que sejam registados como parte da avaliação física de rotina de todos os potenciais doentes. O registo dos restantes sinais vitais, temperatura, altura e peso, embora desejável, pode ser considerado opcional. No entanto, quando se pretende administrar medicamentos parenterais, especialmente em doentes mais leves, jovens ou idosos, o registo do peso do doente torna-se consideravelmente mais importante.

TEMPERATURA

A temperatura deve ser monitorizada por via oral. O termómetro, esterilizado e agitado, é colocado sob a língua do doente, que não comeu, fumou ou bebeu nada nos 10 minutos anteriores. O termómetro permanece na boca fechada durante 2 minutos antes de ser retirado. Os termómetros descartáveis e os termómetros digitais são igualmente precisos e fáceis de utilizar. Os termómetros para a testa são eficazes quando o comportamento do doente não permite a utilização de um termómetro oral.

A temperatura oral "normal" de 37,0° C (98,6° F) é apenas uma média. O verdadeiro intervalo do normal é considerado entre 36,11° C e 37,56° C (97° F e 99,6° F). As temperaturas variam durante o dia (de 0,5° F a 2,0° F), sendo as mais baixas ao início da manhã e as mais altas ao fim da tarde. A febre representa um aumento da temperatura para além dos 37,5° C (99,6° F). As temperaturas superiores a 38,33° C (101° F) indicam normalmente a presença de um processo de doença ativo. É necessária uma avaliação da causa da febre antes do tratamento. Quando se considera que a infeção dentária ou periodontal é a causa provável da temperatura elevada, está indicado o tratamento imediato e a terapêutica com antibióticos e antipiréticos. Se a temperatura do doente for igual ou superior a 40,0° C (104° F), é indicada uma consulta médica antes do tratamento. O tratamento planeado, especialmente qualquer tratamento que envolva a administração de depressores do SNC, deve ser adiado, se possível, até que a causa da temperatura elevada seja determinada e tratada⁵ .

ALTURA E PESO

Os doentes devem ser convidados a indicar a sua altura e peso. Os doentes grosseiramente obesos ou com peso excessivamente baixo podem ter um processo de doença ativo. A obesidade será observada em várias doenças endócrinas, como a síndrome de Cushing, ao passo que a perda extrema de peso pode ser observada na tuberculose pulmonar, em doenças malignas e no hipertiroidismo. A anorexia nervosa também deve ser considerada em indivíduos com peso extremamente baixo. Em todos os casos em que se regista uma obesidade grave ou uma perda de peso extrema, recomenda-se uma consulta médica antes do tratamento.

As pessoas excessivamente altas são designadas por gigantes, enquanto as pessoas que são decididamente mais baixas do que a média são designadas por anões. Em ambos os casos, pode estar presente uma disfunção das glândulas endócrinas. Normalmente, não é necessária uma consulta médica para estes doentes. Sempre que for empregue uma técnica farmacossedativa em que não seja possível a titulação, é necessário obter o peso do doente. Um método utilizado para determinar a dose adequada de medicamento para o doente é o peso corporal magro do doente. Sugere-se que o doente seja pesado numa balança no consultório do dentista, em vez de se confiar no doente para lhe dizer o seu peso⁵ .

ALTURA E PESO NORMAIS DAS CRIANÇAS INDIANAS

Para os rapazes:

IDADE	PESO (kg)	ALTURA (cm)
Nascimento	3.3	50.5

IDADE	PESO (kg)	ALTURA (cm)
3 meses	6.0	61.1
6 meses	7.8	67.8
9 meses	9.2	72.3
1 ano	10.2	76.1
2 anos	12.3	85.6
3 anos	14.6	94.9
4 anos	16.7	102.9
5 anos	18.7	109.9
6 anos	20.7	116.1
7 anos	22.9	121.7
8 anos	25.3	127.0
9 anos	28.1	132.2
10 anos	31.4	137.5
11 anos	32.2	140.0
12 anos	37.0	147.0
13 anos	40.9	153.0
14 anos	47.0	160.0
15 anos	52.6	166.0
16 anos	58.0	171.0
17 anos	62.7	175.0
18 anos	65.0	177.0

Para raparigas:

IDADE	PESO (kg)	ALTURA (cm)
Nascimento	3.2	49.9
3 meses	5.4	60.2
6 meses	7.2	66.6
9 meses	8.6	71.1
1 ano	9.5	75.0
2 anos	11.8	84.5
3 anos	14.1	93.9
4 anos	16.0	101.6
5 anos	17.7	108.4
6 anos	19.5	114.6
7 anos	21.8	120.6
8 anos	24.8	126.4
9 anos	28.5	132.2
10 anos	32.5	138.3
11 anos	33.7	142.0
12 anos	38.7	148.0
13 anos	44.0	150.0
14 anos	48.0	155.0
15 anos	51.5	161.0
16 anos	53.0	162.0
17 anos	54.0	163.0
18 anos	54.4	164.0

INSPECÇÃO VISUAL DO PACIENTE

A observação visual do doente fornece ao dentista informações valiosas sobre o estado clínico do doente e o nível de apreensão em relação ao tratamento planeado. A observação da postura, dos movimentos corporais, da fala e da pele do doente pode ajudar no diagnóstico de possíveis perturbações significativas que podem não ter sido detectadas anteriormente.

Postura - Os doentes com insuficiência cardíaca e outras doenças pulmonares crónicas podem ser obrigados a sentar-se numa posição mais direita na cadeira do dentista devido a uma ortopneia significativa. O doente artrítico com um pescoço rígido pode ter de rodar todo o tronco quando se vira para o dentista para ver um objeto de lado. O reconhecimento destes factores permitirá ao dentista determinar melhor as modificações necessárias ao tratamento.

Movimentos corporais - Os movimentos corporais involuntários que ocorrem em pacientes conscientes podem trazer distúrbios significativos. O tremor é observado em distúrbios como a fadiga, esclerose múltipla, Parkinsonismo, hipertiroidismo e, de grande importância para a medicina dentária, histeria e tensão nervosa.

Fala - O carácter da fala de um doente também pode ser significativo. Por exemplo, um AVC pode provocar uma paralisia muscular que leva a dificuldades na fala. A ansiedade em relação ao tratamento iminente também pode ser notada ao ouvir o discurso de um doente. Uma resposta rápida a perguntas ou um tremor nervoso na voz podem indicar a presença de um aumento da ansiedade e a possível necessidade de sedação durante o tratamento.

Outras perturbações podem ser detectadas através da deteção de odores no hálito do doente. Um odor doce e frutado de acetona está presente na acidose diabética e na cetose. O cheiro a amoníaco é notado na uremia. Provavelmente, o odor mais provável no hálito de um doente dentário receoso é o do álcool. A deteção de álcool no hálito de um doente deve levar o dentista a considerar a possibilidade de ansiedade elevada ou abuso de drogas. Recomenda-se que o procedimento farmacosseducativo planeado seja cancelado num doente que se "automedique".

Pele - A pele é uma vasta fonte de informação sobre o doente. É minha convicção que o dentista deve, por uma questão de rotina, apertar a mão ao cumprimentar o doente. Pode recolher-se muita informação a partir da sensação da pele do doente. Por exemplo, a pele de uma pessoa muito apreensiva será fria e húmida, a de um doente com hipertiroidismo será quente e húmida, e a pele de um doente com acidose diabética será quente mas seca, enquanto que o indivíduo hipoglicémico é frio e húmido ao toque. A observação da pele também é importante. A cor da pele é significativa. A palidez pode indicar anemia ou ansiedade elevada. A cianose, que indica IC, doença pulmonar crónica ou policitemia, é mais notória nos leitos das unhas e na gengiva. A pele corada pode indicar apreensão, hipertiroidismo ou temperatura corporal elevada, enquanto a iterícia pode indicar doença hepática passada ou presente.

Outros factores revelados através de um exame visual do doente incluem a presença de veias jugulares proeminentes, uma indicação de possível IC do lado direito, baqueteamento dos dedos, inchaço dos tornozelos e exoftalmia[15].

HISTÓRIA DO DIÁLOGO

Depois de recolhida a informação do paciente, o dentista revê com o paciente quaisquer respostas positivas ao questionário, procurando determinar a gravidade destas perturbações e qualquer risco potencial que possam representar durante o tratamento planeado. Este processo é designado por história de diálogo e é uma parte integrante da avaliação do doente. O dentista deve utilizar todos os conhecimentos disponíveis sobre a doença para avaliar o grau de risco para o doente.

Nas secções seguintes são apresentados vários exemplos de história de diálogo. Em resposta a uma resposta positiva à pergunta "É diabético?", a história do diálogo que se segue inclui as seguintes perguntas:

1. Qual é o seu tipo de diabetes? (Insulino-dependente, tipo 1 ou não insulino-dependente, tipo 2.
2. Como controla a sua diabetes? (Medicamentos orais ou insulina injetável).
3. Com que frequência efectua controlos de açúcar no sangue ou na urina e quais são os valores medidos? (Monitorização do grau de controlo da doença)
4. Alguma vez precisou de ser hospitalizado devido à sua condição de diabético?

Segue-se uma história de diálogo que deve ser iniciada com uma resposta positiva à angina de peito:

1. O que é que precipita a sua angina?
2. Com que frequência tem episódios de angina?
3. Quanto tempo duram os episódios de angina?

4. Descrever um episódio típico de angina.

5. Como é que a nitroglicerina afecta o episódio de angina?

6. Quantos comprimidos ou sprays são normalmente necessários para terminar o episódio?

7. Os seus episódios de angina estão estáveis ou houve alguma alteração recente na sua frequência, intensidade, padrão de radiação da dor ou resposta à nitroglicerina?

A história do diálogo deve ser preenchida para cada resposta positiva registada na história clínica. Deve ser incluída uma nota escrita no questionário que resuma a resposta do doente às perguntas. Por exemplo, "ataque cardíaco" é assinalado com um círculo. O dentista escreve ao lado desta resposta no questionário a frase "junho de 2005", o que significa que o doente afirmou que o ataque cardíaco ocorreu em junho de 2005.

SISTEMA DE CLASSIFICAÇÃO DO ESTADO FÍSICO

A medicina dentária desenvolveu um sistema de avaliação física que tenta ajudar o dentista a categorizar os doentes do ponto de vista da orientação para os factores de risco[38,39] . A sua função é atribuir ao doente uma categoria de risco adequada, de modo a que os cuidados dentários possam ser prestados ao doente com conforto e maior segurança. O sistema baseia-se no sistema de classificação do estado físico da ASA.

Em 1962, a ASA adoptou o que é agora referido como o sistema de classificação do estado físico da ASA[32] . Este sistema representa um método de estimativa do risco médico apresentado por um doente submetido a um procedimento cirúrgico. O sistema foi concebido principalmente para os doentes que iam receber uma anestesia geral, mas desde a sua introdução, o sistema de classificação tem sido utilizado para todos os doentes cirúrgicos, independentemente da técnica anestésica.

O sistema tem sido utilizado continuamente desde 1962, praticamente sem alterações, e provou ser um método valioso para determinar o risco cirúrgico e anestésico antes do procedimento efetivo[40,41] . Se o procedimento for efectuado como uma emergência, é acrescentado um E ao estado físico ASA previamente definido (por exemplo, ASA E-III).

O sistema de classificação é o seguinte

Classe 1. Um doente saudável (sem anomalias fisiológicas, físicas ou psicológicas)

Classe 2. Um doente com doença sistémica ligeira sem limitação das actividades diárias

Classe 3. Um doente com doença sistémica grave que limita a atividade mas não é incapacitante

Classe 4. Um doente com uma doença sistémica incapacitante que constitui uma ameaça constante para a vida

Classe 5. Um doente moribundo que não é suscetível de sobreviver 24 horas com ou sem a operação

Classe 6. Doente em morte cerebral cujos órgãos estão a ser retirados para fins de doação

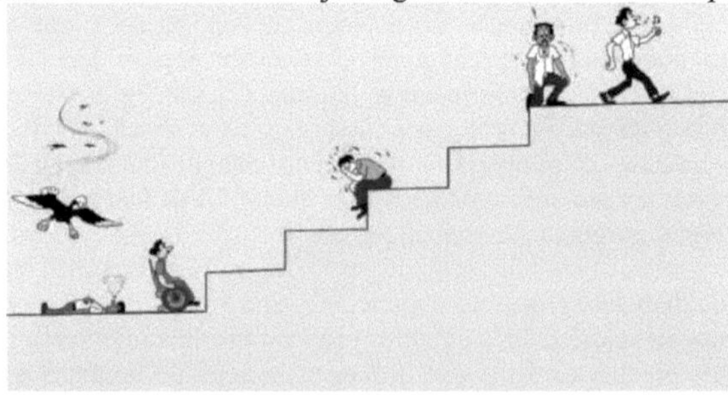

ASA 1

Os doentes ASA 1 são considerados "normais e saudáveis". São capazes de realizar uma atividade normal sem problemas. São capazes de subir um lanço de escadas ou caminhar dois quarteirões sem fadiga excessiva, falta de ar ou dores no peito.

ASA 2

Os doentes ASA têm "uma doença sistémica ligeira"; são saudáveis, mas têm uma ansiedade e um medo extremos em relação à medicina dentária; ou são mais velhos (mais de 60 anos) ou estão grávidas. Os doentes ASA 2 são capazes de realizar actividades normais, mas têm de descansar devido à angústia. O doente ASA 2 consegue subir um lanço de escadas ou caminhar dois quarteirões, mas tem de descansar no final da tarefa devido a angústia (dor no peito, fadiga excessiva ou falta de ar). Os doentes ASA 2 são menos tolerantes ao stress do que os doentes ASA 1.

ASA 3

Os doentes ASA 3 têm "doença sistémica grave que limita a atividade mas não é incapacitante". Um doente ASA 3 é capaz de subir um lance de escadas ou caminhar dois quarteirões, mas tem de parar (pelo menos uma vez) antes de atingir o objetivo devido a angústia. O doente ASA 3 não apresenta sinais ou sintomas de angústia quando está em repouso (por exemplo, na sala de receção); no entanto, em situações de stress (por exemplo, na cadeira do dentista), podem surgir sinais e sintomas. Os doentes ASA 3 são menos capazes de tolerar o stress do que os classificados como ASA 2. Os cuidados dentários electivos continuam a ser adequados;

ASA 4

Os doentes ASA 4 têm "uma doença incapacitante que constitui uma ameaça constante à vida". Os doentes ASA 4 são incapazes de subir um lanço de escadas ou de percorrer dois quarteirões de uma cidade. Os doentes ASA 4 apresentam sinais e sintomas do(s) seu(s) problema(s) médico(s) em repouso. Sentados na sala de receção do consultório dentário ou médico, estes doentes apresentam cansaço excessivo, falta de ar ou dores no peito. Os pacientes desta categoria têm um problema médico mais importante do que o tratamento dentário planeado. Os cuidados electivos devem ser adiados até que a condição médica do paciente tenha melhorado para, pelo menos, um ASA 3. O paciente ASA 4 representa um risco significativo durante o tratamento. A gestão de emergências dentárias, como a infeção e a dor, no doente ASA 4 deve ser tratada da forma mais conservadora possível até que a condição física do doente melhore. Sempre que possível, os cuidados de emergência devem ser não invasivos, consistindo na prescrição de medicamentos, como analgésicos para a dor e antibióticos para a infeção.

ASA 5

Um doente ASA 5 é "um doente moribundo que não se espera que sobreviva 24 horas com ou sem operação". O doente ASA 5 é quase sempre um doente hospitalizado com uma doença em fase terminal. O doente ASA 5 não é um candidato a cuidados dentários electivos. No entanto, o tratamento dentário é frequentemente necessário para a gestão de quaisquer problemas intra-orais e dentários que surjam. A natureza dos cuidados dentários prestados é paliativa - o alívio da dor e/ou da infeção. A condição física do doente ASA 5 é, na melhor das hipóteses, frágil. A utilização de anestésicos locais e outros depressores do SNC deve ser efectuada com o maior cuidado possível. Os doentes ASA 5 devem ser monitorizados durante todo o procedimento. O doente ASA 5 representa um sinal vermelho (parar; não prosseguir) para o tratamento eletivo

O sistema de avaliação física da ASA é bastante simples de empregar quando um doente tem um problema médico isolado. No entanto, muitos doentes são vistos com historial de várias doenças significativas. Nestas ocasiões, o dentista deve pesar a importância de cada doença e fazer um julgamento quanto à categoria ASA apropriada. O sistema não se destina a ser inflexível, mas a funcionar como um sistema de valores relativos baseado no julgamento clínico do dentista. Quando o dentista não é capaz de determinar o significado clínico de um ou mais processos de doença, recomenda-se a consulta do médico do doente ou de outros colegas médicos ou dentistas. Em todos os casos, no entanto, a decisão final de tratar ou adiar o tratamento deve ser tomada pelo dentista responsável pelo tratamento. A responsabilidade e a obrigação estão exclusivamente nas mãos do dentista que trata ou não trata o paciente.

PROTOCOLOS DE REDUÇÃO DO STRESS

Nesta altura, na nossa avaliação pré-tratamento do doente, analisámos todos os dados da história e da avaliação física e atribuímos uma classificação do estado físico. À maioria dos doentes será atribuído um estado ASA 1 ou ASA 2 (85% na maioria dos consultórios dentários privados), com menos ainda categorizados como ASA 3 (cerca de 14%) e ASA 4.43 Todos os procedimentos dentários ou cirúrgicos são potencialmente indutores de stress. Esse stress pode ser de natureza fisiológica (dor, exercício extenuante) ou de natureza psicológica (ansiedade, medo). Em ambos os tipos, no entanto, uma das respostas do corpo envolve um aumento da libertação de catecolaminas (epinefrina e nor epinefrina) da medula suprarrenal para o sistema cardiovascular. Isto resulta num aumento da carga de trabalho do sistema cardiovascular (aumento da taxa e da força de contração do miocárdio e aumento das necessidades de oxigénio do miocárdio). Embora o doente ASA 1 possa ser capaz de tolerar estas alterações da atividade cardiovascular, os doentes ASA 2, 3 e 4 serão cada vez menos capazes de tolerar com segurança estas alterações. O doente com angina estável (ASA 3) pode reagir com um episódio de desconforto torácico e podem desenvolver-se várias disritmias. Pode desenvolver-se edema pulmonar em doentes com IC. Os doentes com doenças não cardiovasculares também podem reagir de forma adversa quando confrontados com níveis elevados de stress. Por exemplo, o doente com asma pode desenvolver um episódio agudo de dificuldade respiratória, enquanto o doente epilético pode sofrer uma convulsão. Graus anormais de stress no doente ASA 1 podem ser responsáveis por várias situações de emergência induzidas psicogenicamente, como a hiperventilação ou a síncope vasodepressora.

Os SRP são duas séries de procedimentos que, quando utilizados individual ou coletivamente, actuam para minimizar o stress durante o tratamento e, assim, diminuir o risco apresentado pelo doente[16,42] . Estes protocolos baseiam-se na crença de que a prevenção ou

a redução do stress deve começar antes do início do tratamento e continuar durante todo o período de tratamento e, se indicado, no período pós-operatório.

Protocolo de redução do stress: Paciente normal, saudável, mas ansioso (ASA 1)
1. Reconhecimento da ansiedade
2. Pré-medicação com depressores do SNC (ansiolíticos, hipnóticos) na noite anterior à consulta programada, se necessário
3. Pré-medicação com depressores do SNC (ansiolíticos, hipnóticos) imediatamente antes da consulta marcada, se necessário
4. Uma consulta marcada para a manhã
5. Minimização do tempo de espera no escritório
6. Psico-sedação durante o tratamento, se necessário
7. Um controlo adequado da dor durante o tratamento
8. Variável de duração da nomeação
9. Controlo da dor e da ansiedade no pós-operatório

Protocolo de redução do stress: Paciente com **risco médico** (ASA 2, 3 e 4)
1. Reconhecimento do risco médico
2. Consulta médica antes do tratamento, se necessário
3. Consulta marcada para a manhã
4. Monitorização e registo dos sinais vitais pré-operatórios e pós-operatórios
5. Psico-sedação durante o tratamento, se necessário
6. Controlo adequado da dor durante o tratamento
7. A duração da consulta é variável, mas não deve exceder os limites de tolerância do doente
8. Controlo da dor e da ansiedade no pós-operatório

Reconhecimento do risco médico e da ansiedade
O reconhecimento destes factores representa o ponto de partida para a gestão do stress no doente dentário ou cirúrgico. A avaliação do risco médico será determinada com exatidão através do cumprimento rigoroso das medidas anteriormente descritas neste capítulo. O reconhecimento da ansiedade é frequentemente uma tarefa mais difícil. Como já foi descrito, a observação visual do doente e a comunicação verbal podem fornecer ao dentista pistas sobre a presença de ansiedade.

CONSULTA MÉDICA
A consulta médica deve ser considerada nas situações em que o dentista não tem a certeza do grau de risco representado pelo doente. A consulta médica não é necessária nem recomendada para todos os pacientes clinicamente comprometidos. Em todos os casos, deve ser lembrado que uma consulta é apenas um pedido de informações adicionais sobre um paciente específico ou um processo

de doença. O dentista está a procurar informações que o ajudem a determinar o grau de risco e quais as modificações terapêuticas que podem ser benéficas. A responsabilidade final pelos cuidados e segurança do paciente cabe exclusivamente à pessoa que o trata.

PREMEDICAÇÃO

Muitos pacientes apreensivos afirmam que o seu medo da medicina dentária ou da cirurgia é tão grande que não conseguem dormir bem na noite anterior à consulta. Fatigados no dia seguinte, estes doentes são menos capazes de tolerar qualquer stress adicional que lhes seja colocado durante o tratamento. Se o doente estiver medicamente comprometido, o risco de uma exacerbação aguda do seu problema médico aumenta significativamente. No doente ASA 1, esse stress adicional pode provocar uma resposta psicogénica induzida. Uma manifestação clínica de aumento de

A fadiga inclui um limiar de reação à dor mais baixo, pelo que é mais provável que o doente responda a um estímulo não doloroso como sendo doloroso do que um doente bem descansado.

MARCAÇÃO DE CONSULTAS

Os pacientes apreensivos ou clinicamente comprometidos são mais capazes de tolerar o stress quando estão bem descansados. Para a maioria destes pacientes, a altura ideal para marcar o tratamento dentário é ao início do dia. Este é também o caso das crianças apreensivas ou medicamente comprometidas. Se o tratamento for marcado para a tarde, o doente apreensivo tem de se debater durante muitas horas com o espetro ameaçador da consulta dentária ou cirúrgica, lançando uma nuvem sobre tudo o que o doente faz antes da mesma, dando-lhe mais tempo para pensar e para se preocupar com ela. O doente fica mais ansioso, aumentando assim a probabilidade de reacções psicogénicas adversas. Uma consulta matinal permite a este doente "despachar" o assunto e continuar com as suas actividades habituais sem se preocupar com a ansiedade. Para o doente clinicamente comprometido, a situação é um pouco semelhante. À medida que a fadiga se instala, o doente torna-se cada vez menos capaz de tolerar qualquer aumento adicional de stress. Uma consulta marcada para o final do dia, depois de horas de trabalho e talvez de uma viagem de carro no trânsito, apresentará ao dentista um doente clinicamente comprometido com pouca ou nenhuma capacidade para lidar adequadamente com o stress adicional dos cuidados dentários. Uma marcação antecipada proporciona ao dentista e ao doente um grau de flexibilidade na gestão do doente.

MINIMIZAÇÃO DO TEMPO DE ESPERA

Uma vez no consultório dentário ou médico, o doente com medo não deve ser obrigado a permanecer na área da receção ou na cadeira do dentista durante longos períodos antes do início do tratamento. É sabido que a antecipação de um procedimento pode induzir mais medo do que o próprio procedimento43. Estar sentado e à espera permite ao doente cheirar os odores dentários, ouvir os sons dentários e fantasiar sobre as "coisas horríveis" que vão acontecer. Casos de morbilidade grave e morte ocorreram na sala de receção dos consultórios dentários antes do início do tratamento⁴⁴ . Este fator é de maior importância no paciente apreensivo.

SINAIS VITALÍCIOS

Antes de iniciar o tratamento de um doente clinicamente comprometido, recomenda-se que o dentista monitorize e registe os sinais vitais do doente. Os sinais vitais monitorizados devem incluir a tensão arterial, a frequência e o ritmo cardíacos e a frequência respiratória. A comparação destes sinais vitais pré-operatórios com os valores de referência registados numa consulta anterior pode servir como indicador do estado físico e emocional do doente no dia do tratamento. Embora seja especialmente relevante para os doentes com doença cardiovascular, recomenda-se que os sinais vitais pré-operatórios sejam registados em todos os doentes clinicamente comprometidos. Os sinais vitais pós-operatórios também devem ser monitorizados e registados na ficha dentária destes mesmos doentes.

PSICOSEDAÇÃO DURANTE A TERAPIA

Se for considerada apropriada uma redução adicional do stress durante o tratamento, pode ser considerada qualquer técnica de sedação ou anestesia geral. Os meios para selecionar a técnica apropriada para um determinado doente são discutidos em partes subsequentes deste livro. As técnicas não farmacológicas incluem a iatrosedação e a hipnose; enquanto que os procedimentos de farmacossedação mais comummente utilizados incluem a sedação oral, inalatória, IM, IN e IV. O objetivo principal de todas estas técnicas é o mesmo: a diminuição ou eliminação do stress num doente consciente. Quando utilizadas conforme descrito neste livro, este objetivo pode ser prontamente alcançado sem risco acrescido para o doente.

CONTROLO ADEQUADO DA DOR DURANTE A TERAPIA

Para que a redução do stress seja bem sucedida, é essencial que se obtenha um controlo adequado da dor. O controlo bem sucedido da dor é de maior importância no doente clinicamente comprometido do que no doente ASA 1. As acções potencialmente adversas das catecolaminas libertadas endogenamente sobre a função cardiovascular no doente com doença cardíaca ou dos vasos sanguíneos clinicamente significativa justificam a inclusão de vasoconstritores na solução anestésica local[45]. Sem um controlo adequado da dor, a sedação e a redução do stress são impossíveis de alcançar.

DURAÇÃO DO TRATAMENTO

A duração do tratamento é importante tanto para os pacientes medicamente comprometidos como para os pacientes receosos. Na ausência de quaisquer factores médicos que indiquem a necessidade de consultas mais curtas, a duração da consulta deve ser determinada pelo dentista após consideração dos desejos do doente. Em muitos casos, um doente saudável mas apreensivo (ASA 1) pode preferir ter o menor número possível de consultas dentárias, independentemente da sua duração. As consultas de 3 horas ou mais podem constituir o tratamento preferido para este doente saudável. No entanto, tentar satisfazer os desejos do doente por consultas mais longas é desaconselhável quando o dentista acredita que existem razões apropriadas para consultas mais curtas. Ocorreram casos de morbilidade grave e de morte quando o dentista acedeu ao desejo dos pais de completar o tratamento dentário do seu filho numa consulta longa. Ao contrário do paciente ASA 1 receoso, não se deve permitir que o paciente clinicamente comprometido se submeta a consultas mais longas. Numa cadeira de dentista, 1 hora de tratamento é stressante para muitas pessoas. Mesmo um doente ASA 1 pode ter dificuldade em tolerar consultas de 2 ou 3 horas. Permitir que o doente de maior risco se submeta a tratamentos prolongados pode aumentar desnecessariamente o risco. As consultas dentárias no doente clinicamente comprometido devem ser mais curtas e não devem exceder o limite de tolerância do doente. Os sinais de que este limite foi atingido incluem sinais de fadiga, inquietação, transpiração e desconforto evidente por parte do doente. A forma mais prudente de gerir o doente nesta altura é terminar o procedimento o mais rapidamente possível e reagendar o tratamento.

CONTROLO DA DOR E DA ANSIEDADE NO PÓS-OPERATÓRIO

Igualmente importante para o controlo da dor e da ansiedade no pré-operatório e no intra-operatório é a sua gestão no período pós-tratamento. Isto é especialmente relevante para o doente que foi submetido a um procedimento potencialmente traumático. O dentista deve considerar cuidadosamente quaisquer possíveis complicações que possam surgir durante as 24 horas imediatamente a seguir ao tratamento, discuti-las com o doente e, em seguida, tomar medidas para ajudar o doente a geri-las. Estas medidas incluem uma ou todas as seguintes, quando indicado

1. Disponibilidade do dentista por telefone 24 horas por dia
2. Controlo da dor: prescrição de medicamentos analgésicos, conforme necessário
3. Antibióticos: prescrição de antibióticos, se existir a possibilidade de infeção
4. Agentes ansiolíticos, se, na opinião do dentista, o doente precisar deles
5. Medicamentos relaxantes musculares após terapêutica prolongada ou múltipla

As injecções numa área, a disponibilidade do dentista por telefone 24 horas por dia tornaram-se um padrão de cuidados nas profissões de saúde. Com serviços de atendimento, pagers, telemóveis e atendedores de chamadas quase universalmente disponíveis, os pacientes devem poder contactar o seu dentista sempre que necessário.

CONTROLO DA DOR

Vários estudos demonstraram que a dor inesperada é considerada mais incómoda do que a dor esperada[46]. Se existir a possibilidade de desconforto (dor) após um procedimento, o doente deve ser avisado e deve ser-lhe disponibilizado um medicamento analgésico. Quando a possibilidade de dor pós-tratamento não foi discutida e esta se desenvolve, o doente pensa imediatamente que algo correu mal. Esta dor é registada como mais intensa e mais intensa. Esta dor é registada como mais intensa e provocadora de ansiedade do que a dor esperada (por exemplo, o doente foi avisado da sua probabilidade) devido ao componente emocional da dor inesperada, que não se encontra na dor esperada[46]. Se a dor pós-tratamento, que foi discutida, não se materializar, o doente ficará ainda mais relaxado e confiante nas capacidades do seu dentista. Através da utilização dos passos incluídos no SRP, a gestão do doente foi alargada para incluir os períodos pré-operatório e pós-operatório e o período intra-operatório. Estes protocolos tornaram possível gerir as necessidades de saúde dentária de um amplo espetro de pacientes receosos e medicamente comprometidos com uma taxa mínima de complicações. Os procedimentos específicos incluídos nos protocolos são expandidos ao longo deste livro.

<u>MONITORIZAÇÃO NA SEDAÇÃO</u>

A monitorização pode ser definida como a observação contínua de dados de sistemas de órgãos específicos para avaliar o estado da função fisiológica. O objetivo da monitorização é permitir o reconhecimento imediato de qualquer desvio do normal, para que se possa instituir uma terapêutica correctiva antes que ocorra morbilidade. Há provas irrefutáveis de que o sistema respiratório é o sistema mais importante a monitorizar nos doentes pediátricos. O resultado adverso mais grave da sedação consciente pediátrica é o comprometimento respiratório, que pode levar à hipoxemia e predispor as crianças a uma série de condições deletérias[47].

O meio clínico mais comum de avaliar e monitorizar a profundidade da sedação e/ou a adequação da anestesia é a observação dos movimentos do doente e da sua resposta a estímulos verbais e físicos[48].

Os sinais fisiológicos como a pressão arterial, a frequência cardíaca, a frequência respiratória, o ritmo e a profundidade, o tónus muscular, os sinais oculares, o suor e o lacrimejo são também importantes. Estes sinais apresentam uma grande variabilidade entre doentes e são bastante dependentes dos medicamentos utilizados. Além disso, são apenas expressões indirectas dos efeitos dos medicamentos no cérebro e noutros sistemas importantes[49].

A monitorização recomendada para a sedação pediátrica inclui o seguinte[50].

1. Impulso
2. Tensão arterial
3. Eletrocardiografia
4. Respiração
5. Oximetria de pulso
6. Monitorização do dióxido de carbono
7. Monitorização electroencefalográfica bispectral
8. Temperatura
9. Outros dispositivos
   a. Pressão venosa central
   b. Eletroencefalograma

Os requisitos do dispositivo de monitorização ideal são os seguintes[51] :

1. Seguro
2. Fiável
3. Não invasivo
4. Ecrã de fácil interpretação
5. Fácil de calibrar
6. Estável
7. Portátil
8. Facilmente integrado com outros equipamentos de monitorização
9. Não necessita de ajuda técnica
10. Barato

Acreditava-se que a aplicação rotineira de dispositivos mínimos de monitorização permitiria a deteção de alterações fisiológicas subtis, permitindo a tomada de medidas antes que a situação se deteriorasse para uma catástrofe[52]. Em 1986, o Comité de Normas de Cuidados da Sociedade Americana de Anestesiologistas (ASA)[53] desenvolveu as "Normas da ASA para a Monitorização Intraoperatória Básica" como uma norma nacional. Antes das normas de Harvard e da ASA, as directrizes formais para a monitorização durante a sedação em medicina dentária estavam limitadas a alguns estados que tinham previamente instituído regulamentos que definiam a prática da anestesia em medicina dentária, fornecendo essencialmente directrizes para o tratamento. Houve um aumento considerável na implementação destas directrizes[50] .

O Subcomité de Normas de Cuidados da Sociedade Dentária Americana de Anestesiologia (ADSA)[54] criou directrizes de monitorização que têm em conta os aspectos únicos da prestação de cuidados sedativos e anestésicos num consultório dentário. Estas directrizes representam uma amálgama das normas de Harvard e da ASA e continuam a salientar a tríade de oxigenação, ventilação e circulação (vias aéreas, respiração e circulação do suporte básico de vida).

Jastak[55] afirmou que "*as tendências* subtis nos sinais vitais não são detectadas porque não é utilizada uma monitorização adequada, o evento mórbido eventualmente reconhecido pelo médico é muitas vezes o último de uma série de sinais de sofrimento fisiológico e, evidentemente, resulta na resposta do médico ser demasiado pequena e demasiado tardia". A implementação de directrizes de monitorização tem sido associada a melhores cuidados de anestesia e a um ajustamento em baixa dos prémios de seguro de negligência em anestesia[56,57] .

Um aparelho que mede uma função fisiológica só pode ser corretamente designado por monitor se emitir um aviso sonoro ou visual quando a função medida estiver fora dos parâmetros pré-determinados; na ausência de um sistema de aviso, o dispositivo é mais um instrumento de medição do que um monitor.

Existem muitas técnicas e dispositivos disponíveis para ajudar a monitorizar o doente sedado ou anestesiado. Em geral, estes dispositivos são concebidos para medir o funcionamento dos seguintes factores

- Sistema nervoso central (SNC)
- Sistema respiratório
- Sistema cardiovascular
- Temperatura

Os dispositivos são designados por invasivos e não invasivos. Sempre que possível, os monitores devem ser não-invasivos. De facto, para a monitorização de rotina, a monitorização não invasiva é essencial. Os dispositivos invasivos são dolorosos, a sua colocação é morosa, são dispendiosos e a sua utilização apresenta riscos inaceitáveis em muitos casos[58] .

Os monitores invasivos incluem linhas arteriais para medição de gases sanguíneos e linhas para pressão venosa central. Embora forneçam medições altamente precisas de parâmetros fisiológicos importantes, existe um risco acrescido associado à sua utilização, na medida em que é mais provável o desenvolvimento de complicações devido à própria natureza das técnicas. Além disso, a preparação dos monitores invasivos para a sua utilização é frequentemente bastante morosa. No ambiente dentário ou cirúrgico ambulatório, onde apenas são utilizadas técnicas de sedação, a utilização de monitores invasivos raramente se justifica[50] .

Os monitores não invasivos são mais fáceis de utilizar e não estão associados a um risco acrescido. Alguns podem sofrer de uma diminuição do nível de precisão, em comparação com a monitorização invasiva do mesmo parâmetro fisiológico. No entanto, dispositivos como o oxímetro de pulso e o capnógrafo demonstraram, de um modo geral, ser bastante precisos. Para a sedação em ambulatório, tal como utilizada em medicina dentária e medicina, os dispositivos não invasivos revelam-se bastante aceitáveis para a monitorização dos doentes durante e após o tratamento[50] .

O objetivo da monitorização do doente sedado ou anestesiado é aumentar a segurança do doente durante o procedimento. Nem sempre é necessário utilizar equipamento sofisticado e dispendioso para atingir este objetivo.

Directrizes da Sociedade Dentária Americana de Anestesiologia para a monitorização intra-operatória de pacientes submetidos a sedação consciente, sedação profunda ou anestesia geral.

As normas aprovadas pela American Dental Association (ADA) nestas directrizes aplicam-se a todos os cuidados de anestesia dentária não regional. Foram concebidas para incentivar um elevado nível de cuidados de qualidade no consultório dentário. Deve reconhecer-se que as situações de emergência podem exigir que estas normas sejam modificadas com base no julgamento dos clínicos responsáveis pela prestação de serviços de anestesia. Quando a intenção do profissional responsável pela prestação de cuidados de anestesia é manter um estado de sedação consciente num paciente, é da responsabilidade desse profissional avaliar continuamente esse nível de sedação. Se for observada uma alteração, o tipo de monitorização intra-operatória e o número de pessoal presente devem ser consistentes com o nível de anestesia.

São necessárias principalmente 5 monitorizações principais durante a sedação, que são aqui analisadas.

Pessoal qualificado

Deve estar presente na sala de operações pessoal qualificado durante o período de anestesia. O objetivo é um médico e um assistente qualificado com formação para monitorizar os parâmetros fisiológicos adequados durante a sedação consciente. Deve haver uma pessoa cuja única responsabilidade seja monitorizar e registar continuamente os sinais vitais. Esta pessoa pode ser classificada como assistente de anestesia, técnico de anestesia, enfermeiro, médico ou dentista. Em nenhum momento a monitorização do doente deve ser interrompida.

Oxigenação

Durante o período de anestesia, a oxigenação do doente deve ser continuamente avaliada e assegurada. O objetivo é fornecer um fornecimento adequado de oxigénio e manter a concentração através dos gases inspirados que devem ser administrados aos tecidos do corpo. Devem ser utilizados sistemas de fornecimento automático antes da entrada da mistura gasosa no sistema respiratório do doente. A cor da mucosa, da pele ou do sangue deve ser avaliada numa base contínua. Em determinadas circunstâncias, como a sedação profunda e a anestesia geral, devem ser utilizados monitores mecânicos para complementar os sinais clínicos. A oximetria de pulso é fortemente encorajada durante a sedação profunda e a anestesia geral, especialmente em pacientes pediátricos.

Ventilação

Durante o período de anestesia, a ventilação do doente deve ser continuamente avaliada. Quando são utilizados outros agentes inalatórios para além do óxido nitroso, é necessária uma observação contínua do doente. O objetivo da monitorização da ventilação é monitorizar a troca de oxigénio e dióxido de carbono dos pulmões, que deve ser mantida de forma adequada. Isto pode ser verificado com sinais clínicos, excursão do tórax, auscultação dos sons respiratórios e movimento do saco do reservatório na máquina de gás. Recomenda-se a utilização de um capnógrafo para medir os níveis de dióxido de carbono.

Circulação

Durante o período de anestesia, a circulação e os seus órgãos relacionados devem ser avaliados. O objetivo é manter uma perfusão sanguínea adequada para permitir a troca de oxigénio do sangue para os tecidos e de dióxido de carbono dos tecidos para o sangue. A medição da tensão arterial deve ser efectuada antes da utilização de sedação consciente e após a sua utilização, antes da alta. Deve ser utilizado um aparelho de medição da tensão arterial para monitorizar continuamente a tensão sistólica e diastólica durante a sedação profunda e a anestesia geral. A frequência do pulso deve ser medida por palpação periférica ou por dispositivos mecânicos. Tanto o pulso como a pressão arterial devem ser devidamente registados a intervalos regulares durante a sedação profunda e a anestesia geral. O eletrocardiograma deve ser utilizado para visualizar continuamente o ritmo cardíaco durante a sedação profunda e deve ser utilizado durante a anestesia geral ao longo de todo o período de anestesia.

Temperatura corporal

A temperatura corporal deve ser mantida o mais próximo possível do normal. Certos tipos de agentes anestésicos estão mais frequentemente associados a alterações excessivas da temperatura corporal. As baixas temperaturas corporais, embora geralmente menos prováveis de se desenvolverem durante a anestesia dentária ou de consultório, podem causar um atraso no metabolismo do fármaco e na recuperação do doente. As temperaturas corporais elevadas podem provocar um estado hipermetabólico e aumentar o consumo de oxigénio.

MONITORIZAÇÃO PRÉ-OPERATÓRIA

Antes do tratamento de qualquer doente dentário ou médico, os sinais vitais devem ser registados como parte da avaliação de rotina do doente antes do tratamento. Os sinais vitais registados nesta consulta de pré-tratamento incluem a tensão arterial, a frequência e o ritmo cardíacos e a frequência respiratória. Os sinais vitais adicionais a monitorizar conforme indicado incluem a temperatura, a altura e o peso. Estes valores devem ser registados na ficha do doente e servem como valores de referência, com os quais podem ser comparados os valores obtidos durante o tratamento. Os sinais vitais de referência devem ser registados num momento não ameaçador, quando é provável que estejam mais próximos do "normal" para esse doente. A visita inicial de um doente a um consultório dentário, numa altura em que não está previsto qualquer procedimento dentário invasivo, é suscetível de fornecer valores de referência fiáveis[58] .

Existem muitos tipos diferentes de monitores no mercado, incluindo instrumentos não electrónicos e electrónicos. No entanto, estudos demonstraram que os dispositivos de monitorização eletrónica têm um forte impacto dramático na monitorização[59] . Os monitores electrónicos começaram a inundar o mercado no início da década de 1980, embora a tecnologia para monitores como a oximetria já fosse reconhecida há anos[60] . Provavelmente, o maior facilitador da comercialização generalizada de tais monitores foi o microchip, que permitiu que os monitores fossem embalados em unidades pequenas e práticas[61] .

PULSO

A monitorização do pulso é recomendada para todos os doentes como parte da sua avaliação pré-operatória de rotina. Valores inferiores a 60 ou superiores a 110 batimentos por minuto (no adulto) devem ser avaliados antes do início do tratamento. O registo pré-operatório da frequência e do ritmo cardíacos deve ser efectuado sempre que se pretenda administrar qualquer medicamento (incluindo anestésico local). A monitorização da frequência e do ritmo cardíacos a *intervalos regulares* é desejável durante as técnicas de sedação parentérica, como a sedação intramuscular (IM), intranasal (IN) e intravenosa (IV). Sugere-se a monitorização regular destes sinais vitais ou a cada 5 minutos. Uma regra básica é que quanto maior for o nível de depressão do SNC e quanto menor for a capacidade do paciente de responder adequadamente a comandos verbais, mais frequentemente os sinais vitais devem ser avaliados[58] .

A frequência e o ritmo cardíacos podem ser medidos manualmente ou por métodos electrónicos. Quando a frequência cardíaca é registada manualmente, as partes carnudas de um ou dois dedos são colocadas suavemente sobre uma artéria superficial durante pelo menos 30 segundos. Quando a monitorização é efectuada durante a sedação ou anestesia geral, é normalmente utilizado um período de 10 a 15 segundos, embora se sugira 30 segundos. As artérias radial e braquial são as mais utilizadas em situações de rotina. A artéria temporal superficial é frequentemente utilizada durante a anestesia geral. As artérias faciais ou labiais são acessíveis quando se trabalha na cavidade oral ou à sua volta. A palpação da artéria carótida é normalmente reservada para situações de emergência[58] . A sensação de um pulso forte e regular sob os dedos durante um caso de sedação profunda ou de anestesia geral é muito tranquilizadora para o médico.

As artérias que são acessíveis para a monitorização do pulso são as seguintes

Artérias utilizadas para a determinação do pulso	
Artéria	**Localização**

Radial	Pulso ventrolateral
Braquial	Fossa antecubital medial
Carótida	Ranhura entre a traqueia e o músculo esternocleidomastoideu no pescoço
Temporal superficial	Anterior ao tragus da orelha
Labial	Lábio superior
Facial	bochecha

Quando o pulso da artéria radial é palpável, a pressão arterial sistólica é de, pelo menos, 80 mm Hg. O pulso da artéria braquial é palpável a uma pressão sistólica de 70 mm Hg e o pulso da artéria carótida está presente a uma leitura sistólica de 60 mm Hg. Por conseguinte, se os pulsos carotídeo e braquial estiverem presentes mas o pulso radial estiver ausente, pode afirmar-se que a pressão arterial sistólica é superior a 70 mm Hg mas inferior a 80 mm Hg. Esta técnica é utilizada quase exclusivamente em situações de emergência em que não se dispõe imediatamente de um aparelho de controlo da tensão arterial ou em que é impossível ouvir os sons produzidos[50] .

Os monitores de pulso fornecem uma medição contínua da frequência cardíaca. Estes dispositivos envolvem normalmente um simples transdutor eletromecânico ou ótico que é colocado na ponta do dedo ou no lóbulo da orelha do doente. Um feixe fotoelétrico é interrompido pelo fluxo de sangue através do dedo após cada contração do coração. Esta interrupção produz um sinal visual e/ou sonoro. Para além das suas funções primárias, muitos dispositivos de monitorização, como o oxímetro de pulso, o monitor automático de sinais vitais e o eletrocardiógrafo (ECG), também medem a frequência cardíaca[50] .

PRESSÃO SANGUÍNEA

A monitorização da tensão arterial é o segundo método, juntamente com a frequência e o ritmo cardíacos, para determinar o estado do sistema cardiovascular de um paciente. Os níveis de tensão arterial devem ser determinados por rotina para todos os potenciais pacientes dentários, como parte da sua avaliação física pré-tratamento[50] .

Sempre que são utilizadas técnicas de sedação, particularmente aquelas em que é mais provável a ocorrência de níveis mais profundos de depressão do SNC, como as técnicas parenterais

(IM, IN, IV), a tensão arterial deve ser monitorizada com maior frequência. Especificamente, recomenda-se que a tensão arterial seja registada imediatamente após a administração de qualquer fármaco e, em seguida, pelo menos de 15 em 15 minutos durante todo o procedimento. Quanto mais profundo for o nível de sedação e quanto menor for a capacidade do doente para responder adequadamente a comandos verbais, maior será a necessidade de monitorizar a tensão arterial. Durante a sedação profunda e a anestesia geral, a tensão arterial é monitorizada e registada a cada 5 minutos[50].

Existem vários métodos de controlo da tensão arterial. O método preferido envolve a auscultação através da utilização de um estetoscópio e de um esfigmomanómetro. A braçadeira de medição da tensão arterial é aplicada no braço do doente e deixada no local durante todo o procedimento. A braçadeira deve ser colocada no braço mais próximo da pessoa encarregada de monitorizar a tensão arterial[50].

Nalgumas situações, particularmente em indivíduos marcadamente obesos, pode ser extremamente difícil, se não impossível, determinar com precisão a tensão arterial através da auscultação. Se for esse o caso, pode ser utilizada uma medição palpatória da tensão arterial. Depois de localizar a artéria radial no pulso, o examinador deve insuflar rapidamente a braçadeira de tensão arterial até o pulso desaparecer, continuando a insuflar durante mais 20 a 30 mm Hg. Enquanto mantém os dedos sobre a artéria radial, o examinador diminui lentamente a pressão na braçadeira até sentir o pulso. Desta forma, é possível obter uma pressão arterial sistólica relativamente exacta; no entanto, não é possível obter uma pressão diastólica. Quando esta técnica é utilizada, deve ser feita uma anotação no registo de anestesia, como por exemplo: TA: 130 mm Hg (palpação)[50].

A tensão arterial também pode ser monitorizada por dispositivos automáticos. Alguns dispositivos requerem apenas a insuflação da braçadeira de tensão arterial, após o que o esvaziamento da braçadeira é automático. A pressão é libertada lentamente e os monitores auditivos (bipes) e visuais (luzes intermitentes) anunciam a pressão sistólica e diastólica. A maioria destes aparelhos dispõe de leituras digitais e muitos também fornecem um registo impresso. Para que estes dispositivos forneçam leituras exactas, o sensor tinha de ser colocado com precisão sobre a artéria braquial e o doente tinha de estar imóvel. Qualquer movimento estranho produzia medições erróneas. O custo destes instrumentos tornou-se mais razoável. A maioria dos monitores de tensão arterial mais recentes pode ser programada para registar a tensão arterial em intervalos regulares. Alguns aparelhos combinam várias funções. Estes dispositivos integram a tensão arterial, a frequência cardíaca, o ECG, a saturação de O2 e a temperatura numa única unidade[50].

Outro meio de controlar a pressão arterial é através da canulação direta de uma artéria. O nível de precisão obtido com este método é insuperável por qualquer outra técnica não invasiva discutida anteriormente. A necessidade deste grau de precisão na monitorização da tensão arterial durante procedimentos de sedação e anestesia geral em ambulatório não é grande, tendo em conta as limitações que impomos ao tipo de doentes tratados em ambulatório. As técnicas indirectas de monitorização da pressão arterial revelam-se bastante adequadas para os doentes ASA 1, 2 e 3. A monitorização direta da pressão arterial está indicada tanto em procedimentos de anestesia geral que envolvam um maior grau de risco[50].

ELECTROCARDIOGRAFIA

O ECG monitoriza a frequência e o ritmo cardíacos e alerta para o desenvolvimento de alterações na atividade eléctrica do miocárdio. Embora possam ser utilizadas 12 derivações, a derivação padrão I (do braço direito para o braço esquerdo) ou a derivação II (do braço direito para a perna esquerda) são as mais utilizadas durante a anestesia porque permitem uma excelente deteção de disritmias[62].

Não é recomendada a sua utilização em todos os procedimentos, mas o ECG aumenta a capacidade de deteção de eventuais alterações significativas no funcionamento do miocárdio, numa altura em que o tratamento corretivo pode, normalmente, restaurar um ritmo normal[62].

RESPIRAÇÃO

Mais do que monitorizar a função cardiovascular durante os procedimentos sedativos e anestésicos gerais, a monitorização do estado respiratório é importante. Como os medicamentos usados para sedação ou anestesia geral são depressores respiratórios e do SNC em maior grau do que os depressores cardiovasculares, as alterações respiratórias são geralmente observadas muito antes das alterações cardiovasculares.

Ao longo dos anos, tem-se aconselhado a monitorização respiratória como um imperativo durante a sedação parentérica moderada e profunda e as técnicas de anestesia geral. Ocorreram morbilidades e mortalidades devido a depressão (ou paragem) respiratória que não foi reconhecida durante demasiado tempo[63,64]. A monitorização casual da adequação respiratória através da observação da subida e descida do tórax do doente ou da observação da cor das membranas mucosas orais não é fiável e não pode ser utilizada como único método de monitorização nas técnicas em que são possíveis níveis mais profundos de sedação ou perda de consciência[65]. A adequação respiratória pode ser monitorizada de forma grosseira (1) determinando a frequência respiratória, (2) observando a subida e descida da parede torácica,
(3) Observação da cor das membranas mucosas (membranas orais e leitos das unhas), e
(4) Observar a insuflação e o esvaziamento do saco do reservatório - se for administrada sedação por inalação ou O2 (e se o doente estiver a respirar pelo nariz e não pela boca).

Deve ter-se sempre presente que o movimento da parede torácica não é uma garantia absoluta de troca de ar entre os pulmões e o ambiente externo. O movimento da parede torácica indica que está a ser feito um esforço mecânico para trocar ar e que não ocorreu paragem respiratória. A via aérea pode estar obstruída sem troca de ar na presença de esforços respiratórios espontâneos. Além disso, os esforços respiratórios normalmente indicam que a parada cardíaca ainda não ocorreu, pois a principal causa de parada cardíaca durante a sedação e a anestesia geral é a ocorrência de disritmias agudas resultantes da isquemia do miocárdio secundária à parada respiratória ou à obstrução das vias aéreas[50].

A paragem respiratória ocorre normalmente antes da paragem cardíaca. A observação da cor das membranas mucosas como monitor respiratório não é fiável porque a cianose só é observada algum tempo depois de o doente se ter tornado hipóxico. A visualização da bolsa do reservatório numa unidade de sedação por inalação ou num aparelho de anestesia é um método válido para determinar a troca de ar, se for mantida uma vedação hermética da máscara. O saco do reservatório esvazia-se parcialmente durante a inalação e volta a encher-se com a exalação. Durante a operação na cavidade oral do doente, o dentista, higienista ou assistente pode determinar se o ar é trocado pelo doente. Um espelho colocado na boca do doente ou à frente do seu nariz embaça se houver troca de ar. Mais eficaz é segurar uma mão à frente da boca e do nariz do doente para que o ar seja sentido na palma da mão se a troca de ar estiver a ocorrer[50].

O estetoscópio pré-traqueal-precordial é um dispositivo excelente e económico para utilização na monitorização da função respiratória. O estetoscópio precordial-pretraqueal é extremamente valioso como dispositivo de monitorização durante a anestesia geral e a sedação. Uma cabeça de estetoscópio ponderada é fixada com fita adesiva na região precordial ou pré-traqueal do tórax do doente. Utilizada como estetoscópio pré-traqueal, a cabeça ponderada é colocada na linha média do pescoço sobre a traqueia, imediatamente acima da incisura esternal. Situa-se acima da extremidade inferior da traqueia ou ligeiramente acima da sua bifurcação nos brônquios principais direito e esquerdo. A tubagem liga este estetoscópio a um auricular binaural ou monaural. O auricular monaural personalizado é preferido devido ao seu conforto e porque permite ao utilizador manter uma conversa normal enquanto ouve continuamente os sons associados à troca de ar. Os auriculares personalizados podem normalmente ser obtidos em empresas que fabricam aparelhos auditivos[66].

A colocação na região pré-traqueal permite um reconhecimento mais fácil dos sons respiratórios, mas a intensidade dos sons cardíacos é diminuída. A preferência habitual é colocar a cabeça do estetoscópio na região pré-traqueal porque o objetivo principal da utilização deste dispositivo é monitorizar a respiração. A cabeça do estetoscópio ponderada está disponível nos tamanhos adulto e pediátrico. Quando colocada na região pré-traqueal com discos adesivos de dupla face, a cabeça pediátrica é adequada tanto para crianças como para adultos. A cabeça de estetoscópio para adultos, mais pesada, é frequentemente desconfortável tanto para crianças como para adultos[50].
No controlo da respiração, há que ter em conta dois elementos

(1) O ritmo da respiração e

(2) Os sons da respiração.

A frequência em respirações por minuto obtém-se contando as respirações durante 15 ou 30 segundos e multiplicando por 4 ou 2. As perturbações mais frequentes da frequência respiratória são uma frequência demasiado rápida (taquipneia) e uma frequência invulgarmente lenta (bradipneia). A taquipneia pode indicar a presença de ansiedade, uma condição patológica ou níveis elevados de CO2, enquanto a bradipneia é registada após a administração de doses maiores de analgésicos agonistas opióides[50] .

O reconhecimento de sons respiratórios anormais é de importância vital. O fluxo de ar normal, sem obstruções, é relativamente silencioso, com um som suave de "whooshing" ouvido no auricular. A presença deste som silencioso é indicativa de uma via aérea desobstruída e deve servir como uma influência reconfortante para o dentista. O silêncio no auscultador, por outro lado, é sinistro e deve desencadear uma reação imediata. Pode ter-se desenvolvido uma obstrução respiratória ou uma paragem respiratória, que deve ser corrigida imediatamente, ou pode simplesmente acontecer que o estetoscópio se tenha desligado do doente. A utilização do estetoscópio pré-traqueal diminui o tempo necessário para o reconhecimento deste problema potencialmente grave, permitindo que as medidas correctivas sejam implementadas mais rapidamente.

Causas da obstrução parcial das vias aéreas		
Som ouvido	**Causa provável**	**Gestão**
Ressonar	Obstrução hipofaríngea pela língua	Repetir a inclinação da cabeça e a elevação do queixo
Girando	Matéria estranha (sangue, água, vómito) nas vias respiratórias	Via aérea de aspiração
Sibilância	Broncoespasmo	Broncodilatador (por inalação, apenas se estiver consciente; IM, IV se estiver inconsciente)
Corvos (agudos)	Laringoespasmo	Aspiração das vias respiratórias + pressão O2

Quando existem matérias estranhas nas vias respiratórias de um doente sedado ou inconsciente, podem surgir três problemas

(1) Aspiração de matérias estranhas para a traqueia ou brônquios, com possível desenvolvimento de infeção

(2) Obstrução das vias respiratórias e

(3) Laringoespasmo.

Quando se suspeita da presença de fluidos ou outros materiais estranhos, o tratamento imediato requer a aspiração da faringe posterior. Com a remoção deste material, os sons respiratórios normais devem regressar.

OXIMETRIA DE PULSO

A monitorização dos sons respiratórios e da frequência respiratória, embora importante para os cuidados do doente durante a sedação e a anestesia, não fornece uma avaliação absolutamente exacta da adequação dos esforços ventilatórios. A hipoxemia clinicamente insuspeita ocorre com uma frequência consideravelmente maior do que se pensava antes da introdução da oximetria[64, 67, and 68] .

Num estudo, 53% de 296 adultos que receberam anestesia demonstraram hipoxia (saturação arterial de O2 [Spo2] 86% a 90%) durante procedimentos cirúrgicos de rotina[64] . A hipoxemia grave (Spo2 < 81%) foi detectada em 20% dos doentes, mas 70% destes episódios não foram detectados visualmente pelo anestesista. McKay e Noble[67] constataram que 6% de uma série de 5000 pacientes que receberam anestesia envolveram incidentes críticos, 29 dos quais envolveram leituras de Spo2 inferiores a 75%. Cote et al[68] num estudo simples-cego de 402 anestésicos pediátricos, examinaram o efeito da retenção dos dados do oxímetro e/ou do capnógrafo à equipa de anestesia. Eles identificaram 59 eventos de dessaturação maiores (Spo2 < 85% por >30 segundos) em 43 pacientes e 130 dessaturações menores (Spo2 < 95% por >60 segundos). Dos 43 eventos maiores, 41% foram diagnosticados pela primeira vez pelo oxímetro, 13 pelo anestesista e cinco pelo capnógrafo. Os autores concluíram que "o oxímetro de pulso é muito superior ao capnógrafo ou ao julgamento clínico em fornecer o aviso mais precoce de eventos de dessaturação"[69] . Assim, é evidente que a monitorização dos gases sanguíneos (O2 e CO2) permite uma análise mais precisa da eficácia da ventilação durante a anestesia e a sedação.

Tradicionalmente, a determinação dos níveis arteriais de O2 e CO2 necessitava de técnicas invasivas potencialmente desconfortáveis para o doente e que exigiam competências técnicas, a disponibilidade de equipamento dispendioso e o dispêndio de tempo considerável. Tais técnicas eram e são utilizadas durante procedimentos cirúrgicos de grande porte ou em pacientes de alto risco, mas seu uso durante procedimentos ambulatoriais era essencialmente desconhecido.

Em procedimentos ambulatoriais que envolvem sedação parenteral, o conhecimento da saturação de O2 do sangue arterial é adequado para fins clínicos, especialmente em situações em que a ventilação alveolar tende a ser constante, como nos pacientes ASA 1, ASA 2 e na maioria dos pacientes ASA 3. Uma avaliação simples e não invasiva da oxigenação arterial é claramente vantajosa nestas situações. O oxímetro de pulso fornece este nível de monitorização[60] .

A principal função do oxímetro de pulso durante a sedação e a anestesia geral é a deteção e quantificação da hipoxemia. Os oxímetros de pulso medem a saturação de O2 do sangue arterial. *A saturação* de O2 refere-se à quantidade de O2 transportada pela hemoglobina. Expressa em percentagem, a saturação de O2 é a quantidade de O2 transportada em comparação com a capacidade total de transporte de O2 da hemoglobina (100%).

O oxímetro de pulso foi concebido para funcionar com base no pressuposto de que a hemoglobina existe em duas formas principais no sangue

    (1) oxigenada (com moléculas de O2 fracamente ligadas) é a HbO2 e

    (2) reduzida (sem moléculas de O2 ligadas) é a Hb.

A Spo2 é definida como a razão entre a hemoglobina oxigenada (HbO2) e a hemoglobina total (HbO2 + Hb). O oxímetro de pulso mede a absorção de comprimentos de onda de luz seleccionados (660 nm e 910 nm ou 940 nm) à medida que atravessam tecidos vivos, como a ponta do dedo, o dedo do pé ou o lóbulo da orelha. A HbO2 e a Hb absorvem esses comprimentos de onda de luz em graus diferentes. As percentagens relativas destas duas hemoglobinas são calculadas dentro do oxímetro, e a Spo2 é mostrada no ecrã[69] .

O oxímetro de pulso permite a definição de parâmetros para todas as funções monitorizadas (Spo2, frequência cardíaca) acima e abaixo dos quais é acionado um alarme sonoro e visual. A exatidão dos oxímetros de pulso varia de unidade para unidade[70, 71] . Mas, em geral, a declaração dos fabricantes de oxímetros de que os dispositivos têm uma precisão de -/+ 3% em valores de Spo2 superiores a 70% foi confirmada[72-75] . Vários outros factores, tais como a presença de luz ambiente que atinge o sensor[76] , a pigmentação da pele[77] , a presença de verniz ou unhas de acrílico[78] , a vasoconstrição da pele resultante do frio[79] , e o artefacto de movimento[80] , podem induzir erros na leitura observada. Em 63 consultas de medicina dentária, 87% a 90% dos 235 episódios de dessaturação registados deveram-se ao movimento do doente[81] . Além disso, embora a resposta do oxímetro às alterações na saturação arterial de O2 seja mais rápida do que a visualização direta das membranas mucosas, existe um intervalo de tempo entre a alteração da função respiratória e a sua deteção pelo oxímetro. Este intervalo de tempo varia com a colocação da sonda (dedo, dedo do pé), de oxímetro para oxímetro[82] , e com a temperatura da extremidade na qual a sonda está localizada[83] . Estima-se que o tempo médio de desfasamento seja de 20 a 60 segundos num oxímetro de pulso típico, utilizando o dedo como local de monitorização[84] A utilização da oximetria de pulso tornou-se o padrão de cuidados durante a anestesia geral, quer em doentes internados quer em doentes externos[53, 56, 63] .

A oximetria de pulso é também o padrão de cuidados durante a anestesia geral ultraleve11 e a sedação moderada e profunda⁸⁴,⁸⁵ . A oximetria de pulso é uma parte essencial do armamentário para todos os casos de sedação parentérica⁸⁶ . Usada juntamente com o estetoscópio pré-traqueal, a oximetria de pulso permite que a função respiratória do paciente sedado ou anestesiado seja avaliada de forma precisa e contínua, acrescentando um nível de segurança maior ao procedimento. Severinghaus⁶⁹ concluiu que "a oximetria de pulso provavelmente contribuiu para o aumento da segurança da anestesia. Em certo sentido, no entanto, essa mudança pode ter vindo através do papel educacional do dispositivo em promover a vigilância e a conscientização de inadequações na técnica".

MONITORIZAÇÃO DO DIÓXIDO DE CARBONO

Os monitores de dióxido de carbono não são invasivos. Têm sido desenvolvidos e têm-se tornado cada vez mais populares⁸⁷ . Utilizando o princípio da absorção de infravermelhos, estes dispositivos monitorizam os níveis de CO2 inspirado e expirado, fornecendo indicações visuais em percentagem
(%) ou milímetros de mercúrio (mm Hg). A resposta do monitor de CO2 é praticamente instantânea, avaliando cada respiração efectuada pelo doente⁸⁸ . A saturação arterial de O2 e a frequência respiratória também são fornecidas. Os alarmes sonoros e visuais alertam o operador se os valores de co2 expirado forem inferiores ou superiores aos parâmetros seleccionados ou se ocorrer apneia. Quando o óxido nitroso (N2O) é administrado em simultâneo, a percentagem de N2O também é apresentada. Embora ainda não seja de uso comum na sedação parenteral ambulatorial, a monitoração do CO2 expirado tem sido cada vez mais recomendada na anestesia geral ambulatorial⁸⁹ , pois fornece mais um meio não invasivo de aumentar a segurança de nossos pacientes. Com o desenvolvimento de futuras gerações de monitores de co2, é provável que seu uso durante a sedação moderada, a sedação profunda e a anestesia geral em pacientes ambulatoriais se torne padrão de atendimento.

MONITORIZAÇÃO ELECTROENCEFALOGRÁFICA BISPECTRAL (MONITORIZAÇÃO BIS)

Na década de 1990, uma empresa de dispositivos médicos de Massachusetts, a Aspect Medical Systems, iniciou um esforço de investigação para desenvolver o eletroencefalograma (EEG) como meio de monitorizar a profundidade da anestesia. O monitor de EEG da Aspect quantifica os efeitos anestésicos no cérebro, especificamente, o componente hipnótico da anestesia. O índice bispectral (BIS) é um parâmetro EEG contínuo que varia entre um valor de 95 a 100 para um estado de vigília, sem efeito de drogas, e zero, sem atividade EEG detetável⁹⁰.

O índice BIS é um parâmetro EEG patenteado que recebeu a aprovação da U.S. Food and Drug Administration para utilização comercial em 1996 como monitor do efeito anestésico no cérebro. Glass et al estudaram a relação entre o índice BIS, as concentrações de fármacos medidas de midazolam, propofol, isoflurano e alfentanil e os níveis crescentes de sedação⁹¹ . Setenta e dois voluntários receberam concentrações plasmáticas crescentes de um fármaco que acabou por conduzir à inconsciência. O índice BIS foi significativamente correlacionado com as concentrações de droga medidas e com as medidas clínicas de sedação. Com valores de BIS de 67, 50% dos voluntários estavam inconscientes; com BIS de 50, 95% estavam inconscientes. Usando doses intermediárias (4 mg) a grandes (20 mg) de midazolam, Liu et al demonstraram em 26 pacientes cirúrgicos que o índice BIS acompanhava com precisão o grau de sedação clínica durante a anestesia regional⁹² . A resposta a uma voz alta correspondeu a um BIS de 87 -/+6 (DP) e a uma probabilidade de 40% de recordação; enquanto que a utilização de um ponto final mais profundo, a falta de resposta a uma ligeira picada, correspondeu a um valor BIS de 81+/- 8 (DP) e a 100% de ausência de recordação. Com um BIS de 69,2+/-13,9 (DP), o midazolam produziu indivíduos sem resposta. Estudos semelhantes, com resultados semelhantes, foram relatados com propofol93, isoflurano e sevoflurano⁹⁴ , e tiopental⁹⁵ . Nenhum paciente com um índice BIS inferior a 58 estava consciente. Estudando a sedação com propofol e N2O com monitorização do BIS, Kearse et al⁹⁶ , encontraram uma forte correlação entre o índice BIS e a resposta ao comando. A relação entre o índice BIS e os escores de responsividade permaneceu consistente ao longo do tempo e com aumentos ou diminuições nas concentrações de propofol. Nenhum sujeito foi responsivo quando o índice BIS era inferior a 57. Após a administração de um fármaco hipnótico como o midazolam, o índice BIS diminui a partir de um valor acordado de

100, à medida que o nível de consciência do doente sofre uma série de transições. A perda de consciência tende a ocorrer com valores de BIS entre 70 e 80, enquanto que valores de 60 a 45 durante a anestesia geral parecem assegurar a inconsciência. O autor afirma: "Como todas as medidas electrofisiológicas, é necessário correlacionar o estado clínico individual com o valor do BIS em cada paciente para ajustar a variabilidade entre pacientes"[91] .

O índice BIS parece ser um complemento valioso durante a administração de anestesia geral. Mede principalmente os efeitos dos hipnóticos no EEG. É mais preciso quando usado com técnicas anestésicas que consistem em uma dose baixa ou moderada de um analgésico opióide e um medicamento hipnótico titulado para a resposta do BIS. As doses baixas de opiáceos permitem que o índice BIS reflicta com precisão a farmacodinâmica dos fármacos hipnóticos no SNC. O BIS é menos fiável com técnicas de opiáceos de dose elevada[97] . A monitorização do BIS fornece uma nova dimensão importante para a capacidade de ajustar os componentes de uma anestesia geral de uma forma lógica. Neste momento, este autor acredita que o valor do índice BIS nos procedimentos de sedação é menos significativo do que durante a anestesia geral, onde o fenómeno de consciência sob anestesia geral ocorre com uma incidência de 1 a 2 casos por 1000 anestesias[91] A comunicação verbal entre o dentista e o paciente durante os procedimentos de sedação e a sua resposta representam atualmente o padrão recomendado para a monitorização do SNC.

TEMPERATURA

A monitorização da temperatura corporal do doente durante a sedação parentérica não é normalmente tão crítica como os parâmetros cardiovasculares e respiratórios já discutidos. No entanto, é importante determinar se um doente tem uma temperatura elevada antes do início do tratamento planeado. A febre aumenta a carga de trabalho dos sistemas cardiovascular e respiratório. As frequências cardíaca e respiratória aumentam com o aumento da temperatura corporal. A capacidade do doente para tolerar o stress diminui.

A temperatura é mais frequentemente monitorizada por via oral ou rectal. No consultório dentário, o método mais prático de monitorizar a temperatura por rotina é a via oral. Podem ser utilizados termómetros não descartáveis ou descartáveis. Quando se utiliza um termómetro não descartável, este é colocado na área sublingual durante 3 a 5 minutos antes da leitura da temperatura. O doente não deve ter ingerido líquidos ou alimentos quentes ou frios na boca imediatamente antes da medição da temperatura. Estão também disponíveis termómetros digitais não descartáveis que permitem uma avaliação rápida da temperatura corporal. Os termómetros descartáveis que utilizam um sistema que se funde e recristaliza a temperaturas específicas tornaram a monitorização da temperatura extremamente simples e higiénica. Quando a unidade é colocada por via sublingual, os pontos mudam de cor, em aproximadamente 30 segundos, de acordo com a temperatura do paciente.

Quando o doente não obedece e é desejável registar a temperatura no pré-operatório, pode ser utilizado um termómetro de testa, mantido firmemente contra a testa seca durante cerca de 15 segundos. Verificam-se alterações de cor nas tiras, indicando a temperatura do doente. Uma vez que as temperaturas da testa são mais baixas do que as temperaturas orais, o termómetro da testa foi ajustado para acomodar esta diferença (de cerca de 4,5° F, ou 2,5° C). A importância da monitorização da temperatura intra-operatória durante a anestesia geral baseia-se na necessidade de evitar a hipotermia grave, que se desenvolve à medida que o calor corporal é dissipado durante a cirurgia abdominal e torácica, e de monitorizar o possível desenvolvimento de hipertermia maligna (hiperpirexia), uma complicação grave durante a anestesia geral. A monitorização da temperatura corporal é um padrão de cuidados em anestesia geral pediátrica[52, 98] .

OUTROS DISPOSITIVOS E TÉCNICAS DE CONTROLO

Estão disponíveis outros dispositivos e técnicas de monitorização. No entanto, a necessidade de os utilizar durante o procedimento ambulatório típico num doente ASA 1, 2 ou 3 no ambiente de um consultório dentário ou médico é questionável. Estes procedimentos adicionais incluem a monitorização da pressão venosa central (PVC) como uma medida das pressões de enchimento do lado direito do coração como um guia para o volume intravascular. Uma PVC elevada indica uma sobrecarga circulatória, ao passo que uma PVC baixa indica um volume sanguíneo reduzido. A monitorização da PVC exige a passagem de um cateter da veia subclávia ou da veia jugular interna, a cerca de 10 a 15 cm da junção da veia cava superior e inferior com a aurícula direita. A monitorização da PVC não é recomendada para utilização em doentes ASA 1, 2 ou 3 submetidos a tratamento "eletivo" sob anestesia geral.

O nível de depressão do SNC pode ser monitorizado através da utilização do eletroencefalograma (não invasivo). São observadas alterações previsíveis no EEG com diferentes agentes anestésicos[89]. A necessidade de monitorização do EEG durante a sedação e a maioria dos procedimentos de anestesia geral em ambulatório é mínima e não é recomendada. Antes de rever as várias técnicas de sedação e anestesia geral com recomendações de monitorização para cada uma delas, deve ser enfatizado que o sistema mais importante a monitorizar é o SNC, que é o alvo da depressão nas nossas técnicas.

Por conseguinte, a técnica mais importante de monitorização do doente durante qualquer técnica de sedação continua a ser a comunicação direta entre o doente e o seu médico. A capacidade de o doente sedado responder adequadamente ao comando é parte integrante da definição de consciência. A falta de uma resposta adequada é um apelo a uma ação imediata para determinar a causa da falta de resposta.

A comunicação direta com o doente é um meio de determinar o nível de funcionamento do SNC. Uma vez que praticamente todos os fármacos utilizados na sedação e/ou anestesia geral actuam principalmente através da depressão do SNC, é conveniente reconhecer a importância da monitorização do SNC. A monitorização dos sistemas respiratório e cardiovascular, embora importante, é considerada secundária em relação à monitorização do SNC durante a sedação mínima[50].

À medida que o nível de depressão do SNC aumenta na sedação moderada a profunda, a capacidade do doente para responder adequadamente fica cada vez mais diminuída, o que justifica uma intensificação da monitorização dos "outros sistemas" respiratório e cardiovascular. Generalizando um pouco, a maioria dos fármacos utilizados durante a sedação e a anestesia geral deprimem a respiração em maior grau, muitas vezes em doses sedativas, do que o sistema cardiovascular, pelo que é necessário dar mais importância à monitorização intensiva da função respiratória do que do sistema cardiovascular durante a sedação. No entanto, com a perda de consciência, perde-se a comunicação efectiva com o doente e o médico deve basear-se apenas na monitorização respiratória e cardiovascular para avaliar o estado clínico do doente. A monitorização do doente pediátrico revela-se um pouco mais difícil se o doente apresentar um problema de gestão significativo. Quando é necessário utilizar sedação oral, IN ou IM, o doente pode estar combativo, a chorar ou a gritar, o que torna praticamente impossível a obtenção dos sinais vitais de base recomendados. Embora a determinação destes parâmetros possa ser difícil ou impossível, existe, na realidade, pouca necessidade de monitorizar os sinais vitais do doente durante o período pré-operatório imediato, quando este se encontra extremamente ativo, uma vez que os sinais vitais de base do doente foram (esperemos) registados na visita pré-operatória ao consultório. A monitorização do doente, pediátrico e adulto, torna-se cada vez mais importante quando o doente, sob a influência dos fármacos depressores do SNC administrados, se torna quiescente e cooperante[50].

Tal como acontece com o doente adulto sedado, a monitorização da respiração torna-se mais crítica à medida que o nível de sedação se aprofunda. Algumas técnicas de sedação pediátrica incluem a administração de agonistas opióides, muitas vezes em combinação com outros depressores do SNC. A depressão respiratória é uma preocupação significativa nesses pacientes. A probabilidade de o doente pediátrico incontrolável ter sido colocado numa contenção física, como o Pedi-Wrap ou a prancha de papoose, aumenta a probabilidade de depressão respiratória e diminui a capacidade da equipa para monitorizar a respiração. Um dique de borracha usado para isolar a cavidade oral também pode estar no lugar, restringindo a respiração pela boca e dificultando a visualização das membranas mucosas orais. A utilização de um estetoscópio pré-traqueal e de um oxímetro de pulso é, por conseguinte, considerada essencial sempre que é utilizada sedação parentérica pediátrica ou sedação oral mais profunda[50].

CUIDADOS PÓS-OPERATÓRIOS

Os cuidados pós-operatórios do doente podem ser divididos numa fase próxima e numa fase contínua. A fase inicial dura desde o momento em que o doente sai do bloco operatório até ter alta da unidade de cuidados pós-anestésicos (UCPA) ou equivalente. Os cuidados são depois continuados, afasia que se pode prolongar por dias ou mesmo semanas[99] .

Cuidados pós-operatórios precoces

Com base na sua condição médica e no procedimento operatório planeado, teremos classificado o doente como ambulatório (também conhecido como doente externo), como "admissão pós-operatória" (o doente vem ao hospital no dia da operação e é admitido no hospital após a operação), ou como um doente internado (o doente já está no hospital, ou será admitido para preparação pré-operatória, e ficará lá no pós-operatório). Duas categorias de doentes podem evitar a UCPA (anteriormente designada por sala de recobro): (i) doentes em ambulatório que foram submetidos a uma pequena intervenção e que se espera que estejam prontos para a alta numa questão de minutos e (ii) doentes que necessitam de cuidados intensivos devido a problemas médicos graves no pré-operatório ou a grandes operações com potenciais complicações. Estes doentes são admitidos diretamente na unidade de cuidados intensivos (UCI) após a conclusão da operação.

Para os doentes que chegam à UCPA, consideramos três factores: o estado pré-operatório do doente; os efeitos do procedimento terapêutico (cirúrgico, radiológico, obstétrico, electroconvulsivo) ou de diagnóstico que acabou de ser realizado; e os efeitos da anestesia. Quando entregamos os cuidados do doente à equipa da PACU, fornecemos um "relatório" formal do seu estado, incluindo o seguinte:

- Condições médicas pré-existentes, com especial ênfase nos problemas respiratórios, cardíacos e de dor crónica pré-existentes;
- Doença cirúrgica, curso operatório e anestésico, e quaisquer problemas encontrados;
- Estado dos fluidos, incluindo o que foi administrado, perda de sangue estimada e débito urinário; medicamentos administrados no bloco operatório. Mencionamos os antagonistas administrados para contrariar a fraqueza neuromuscular persistente ou a depressão respiratória ou as náuseas e os vómitos. Se o doente necessitar de mais medicação deste tipo, o médico da pacu pode continuar o tratamento já iniciado ou, se o doente não responder, mudar para outro fármaco;
- Preocupações relacionadas com o procedimento ou com o doente, incluindo o plano de controlo da dor pós-operatória;
- Questões que requerem acompanhamento, como avaliações laboratoriais pendentes ou uma radiografia do tórax para confirmar a colocação de um cateter venoso central.

Finalmente, certificamo-nos de que o doente está estável, registamos um primeiro conjunto de sinais vitais obtidos na SRPA e asseguramos que toda a documentação está completa e correcta. Na SRPA, preocupamo-nos primeiro com a segurança. Consideramos a diminuição dos efeitos dos fármacos anestésicos no que diz respeito à adequação da oxigenação, o que, por sua vez, requer um centro respiratório alerta (existe um efeito de ressaca dos depressores do SNC?) e a força muscular para respirar (existe um efeito de ressaca dos relaxantes musculares ou de um anestésico regional?), uma via aérea aberta (existe obstrução da via aérea superior?) e nenhum obstáculo à respiração devido ao penso, à posição ou ao procedimento cirúrgico.

A oxigenação adequada também requer uma circulação adequada (a pressão sanguínea é normal e o ECG não sofreu alterações em relação ao estado pré-operatório?) O oxímetro de pulso responderá a estas questões. Se o doente estiver a respirar ar ambiente e a sua oxigenação (medida pelo oxímetro de pulso localizado perifericamente) for normal, podemos ter a certeza de uma respiração adequada[99] .

REVISÃO DA LITERATURA

Os anestesiologistas deram directrizes específicas para permitir que os médicos ofereçam aos seus doentes os benefícios da analgesia com sedação, minimizando os riscos associados. A sedação analgésica permite que os doentes tolerem procedimentos desagradáveis e, nas crianças, pode acelerar a realização de procedimentos que não são desconfortáveis[100] .

As directrizes revistas pela AADD (2003) reflectem a compreensão atual das necessidades de monitorização adequadas e, além disso, fornecem definições e características de cinco níveis fundamentais de sedação e anestesia geral envolvendo doentes pediátricos no contexto da terminologia de sedação reconhecida[101].

A eficácia da Análise Bispectral (BIS) foi avaliada para avaliar o nível de sedação em pacientes submetidos a cirurgia. Concluiu-se que o BIS fornece informações adicionais às técnicas de monitorização padrão que ajudam a orientar a administração de agentes sedativos e hipnóticos[102].

Foram efectuadas investigações para determinar a relação entre a sedação consciente oral e o comportamento subsequente em ambiente dentário. Concluíram que o comportamento do grupo sedado nas consultas subsequentes não foi estatisticamente diferente do grupo de controlo com a mesma idade e sexo[103].

Um estudo analisou as técnicas de sedação consciente como uma alternativa à anestesia geral no tratamento de crianças com comportamentos difíceis. Afirmaram também que a sedação com um único fármaco pode ser empregue de forma eficaz e segura nos cuidados de saúde primários para pacientes pediátricos difíceis de gerir[104].

Um estudo comparativo usando anestesia geral com sedação consciente foi conduzido em 44 crianças, com idade variando de 36 a 72 meses e pertencentes à categoria ASA I. Concluíram que a decisão de utilizar a anestesia geral está muitas vezes sujeita a preconceitos do dentista e dos pais relativamente à sua segurança, custo e praticidade, mas pode ser preferida quando as tentativas de sedação são inadequadas ou consideradas de alto risco. Concluíram que a sedação consciente não afecta de forma negativa o comportamento dentário futuro de crianças não cooperantes; além disso, as crianças recordam o seu tratamento e podem tornar-se patentes cooperantes e até entusiastas no futuro[105].

Um inquérito recente confirmou que se regista um aumento da utilização da sedação consciente em
Reino Unido. Os resultados indicaram uma redução substancial do número de procedimentos dentários sob A.G. de 75% entre o primeiro trimestre de 1887/98 e o primeiro trimestre de 1999/2000, tendo o número de sedações quadruplicado durante o mesmo período de tempo[106].

Foi realizado um estudo piloto para testar os efeitos do midazolam intravenoso para uma técnica de sedação consciente em crianças ansiosas e concluiu-se que o midazolam em combinação com o óxido nitroso e o sevoflurano constitui uma alternativa segura à G.A. e pode ser utilizado num ambiente não hospitalar sem o risco de sedação profunda ou anestesia[107].

Foi efectuado um estudo com vinte e duas crianças, com idades compreendidas entre os 60 e os 116 meses. A inalação de 40% de óxido nitroso /60% de oxigénio com eliminação a uma taxa de evacuação de 45L/min reduziu significativamente a incidência de comportamento adverso do doente (choro e luta), aumentando, em contrapartida, a incidência de comportamento calmo e cooperante, em comparação com a inalação de 100% de oxigénio apenas. A inalação de óxido nitroso/oxigénio como agente único diminuiu significativamente a frequência respiratória e de pulso e não alterou significativamente a percentagem de saturação de oxigénio da hemoglobina[108].

Um estudo prospetivo de 36 crianças, com idades compreendidas entre os 44 e os 93 meses, que receberam óxido nitroso - oxigénio (N2o) através de uma máscara nasal de limpeza. Todos os indivíduos receberam tratamento dentário restaurador (administração de anestésico tópico, administração de anestésico local, enxaguamento com água e evacuação, colocação de suporte bucal, aplicação de dique de borracha, preparação de alta velocidade com evacuação, instrumentação manual e colocação de restauração). A evacuação oral suplementar foi o único procedimento dentário capaz de reduzir o N2o ambiente para um nível inferior ao recomendado. A administração de anestesia local criou consistentemente um aumento significativo nos níveis de N2o no ambiente. O comportamento do paciente de falar, chorar e se movimentar também resultou em aumentos significativos dos níveis basais de N2O no ambiente[109].

Foi descoberto um novo método de administração de oxigénio suplementar através de um ejetor de saliva durante a sedação. Nas crianças que respiram predominantemente pela boca, a suplementação de oxigénio utilizando um capuz nasal ou uma cânula pode ser inadequada. A administração de oxigénio através de um ejetor de saliva descartável comum que, por sua vez, está ligado a uma mangueira normal de fornecimento de oxigénio, fornece oxigénio de forma mais eficaz do que uma cânula nasal ou um capuz nasal, permitindo que a saturação de oxigénio seja mantida a níveis superiores a 95%. Uma das vantagens é que os ejectores de saliva são menos irritantes para as crianças do que uma cânula nasal[110] .

Foi efectuado um estudo para comparar o midazolam intranasal com o midazolam oral e concluiu-se que, com a via intranasal, o tempo médio de trabalho era aproximadamente três vezes mais rápido e dez vezes mais longo do que com a via oral. Para além disso, foram observados mais movimentos e menos sono nos indivíduos sob sedação intranasal. Todos os sinais vitais estavam estáveis em ambos os grupos. Não foi observada qualquer diferença estatística[111] .

Foi desenvolvido um protocolo para crianças submetidas a procedimentos diagnósticos e terapêuticos sob sedação para tentar elevar os padrões de seleção, preparação, monitorização e gestão dos doentes aos das crianças submetidas a tratamento em G.A[112] .

Foi realizado um inquérito para avaliar as opiniões dos consultores sobre os serviços de sedação nos cuidados secundários para dentisteria de restauração. Concluíram que, embora seja necessário fornecer serviços de sedação a pacientes dentários seleccionados, apenas um terço dos inquiridos fornece este serviço[113] .

Num estudo, foram incluídos 34 pacientes pediátricos saudáveis, com idades compreendidas entre os três e os seis anos, que necessitavam de restaurações dentárias e não cooperavam. As crianças receberam um regime de sedação oral de rotina utilizado na clínica, que consistia em hidrato de cloral, meperidina e hidroxizina, variando a dose para cada criança. No intra-operatório, foi também administrado óxido nitroso/oxigénio. As variáveis fisiológicas, incluindo a saturação de oxigénio, a pressão arterial e a frequência cardíaca, foram registadas em conformidade com as directrizes de sedação da AAPD. O comportamento e os níveis de sedação consistentes com as directrizes da AAPD também foram registados. O monitor BIS foi utilizado para obter informações sobre o EEG. Os resultados mostraram uma associação significativa entre o comportamento observado do paciente e os níveis de sedação da AAPD entre os níveis de sedação e o comportamento em função de 12 períodos de tempo durante o tratamento e entre as leituras do BIS em função do nível de sedação e do comportamento[114] .

Um estudo realizado em 14 crianças para comparar o efeito do oxigénio suplementar no estado de apneia do doente pediátrico e na saturação da oxi-hemoglobina durante a sedação consciente para procedimentos dentários e o período de recuperação após a sedação concluiu que a suplementação de oxigénio intra-operatório previne as dessaturações mesmo na presença de apneia durante a sedação consciente pediátrica[115] .

Foi efectuado um estudo-piloto em 34 estudantes para utilizar o monitor BIS para avaliar a profundidade da sedação processual em doentes dentários pediátricos e para avaliar se as leituras do monitor BIS se correlacionam com uma escala de sedação pediátrica validada, a Escala de Sedação da Universidade de Michigan (UMSS), na determinação do nível de sedação nestes doentes, tendo-se verificado que existe uma correlação significativa entre os valores BIS e a pontuação UMSS em doentes dentários pediátricos submetidos a sedação ligeira a moderada. Concluiu que o monitor BIS pode ser útil durante sedações ligeiras ou moderadas para estabelecer objectivamente o nível de sedação sem a necessidade de estimular o paciente[116] .

Overly et al[117] compararam os valores do BIS com as escalas OAA/S e Ramsey, ambas escalas validadas em pacientes odontopediátricos submetidos a cirurgia oral. Obtiveram uma análise de regressão de medidas repetidas e encontraram uma correlação positiva.

Sparks[118] comparou os valores BIS com as pontuações OAA/S em 25 pacientes adultos submetidos a sedação IV para extracções de terceiros molares e também encontrou uma correlação positiva.

Malviya et al[119] também compararam o BIS com o UMSS em pacientes pediátricos e encontraram uma falta de correlação entre o BIS e os escores UMSS de 2 e 3. As comparações entre o BIS e outras ferramentas observacionais mostraram uma variabilidade semelhante nos intervalos médios de sedação.

Cote et al[120] num estudo simples-cego da oximetria de pulso, verificaram que a incidência, a duração e a gravidade dos episódios de dessaturação da oxihemoglobina arterial aumentavam significativamente nos doentes não monitorizados com oximetria de pulso e que a diminuição da dessaturação da oxihemoglobina arterial precedia as alterações da cor da pele ou da variabilidade hemodinâmica. A exatidão e rapidez com que a oximetria de pulso reflecte alterações potencialmente deletérias resultou na recomendação de que esta seja a monitorização padrão para todos os doentes sedados.

Medicamentos de emergência que podem ser necessários para salvar um doente sedado (Directrizes da AAPD) [6]

1. Oxigénio
2. Fosfato sódico de hidrocortisona 100 mg por frasco-ampola - a completar com soro fisiológico até 1 ml imediatamente antes da utilização, para injeção intravenosa;
3. Cloridrato de epinefrina (adrenalina) (1:1000, 1:10.000)
   1mg/ml (1000 p.g/ml), ou seja, marcado 1:1000 numa ampola de 1 ml
   para injeção subcutânea ou intramuscular, o IMS Min-I-Jet
   O sistema de administração parentérica é particularmente rápido e fácil de utilizar, devendo estar disponíveis agulhas e seringas adequadas para permitir a administração de medicamentos por via parentérica;
4. Flumazenil (antagonista das benzodiazepinas) para reverter a sedação excessiva inesperada de uma benzodiazepina administrada por via oral, intravenosa ou rectal.
5. Albuterol para inalação
6. Aguardente de amoníaco
7. Atropina
8. Diazepam
9. Difenidramina
10. Fosfenitoína
11. Glicose (25% ou 50%)
12. Lidocaína
13. Lorazepam
14. Metilprednisolona
15. Naloxona
16. Racémico
17. Epinefrina
18. Rocurónio
19. Bicarbonato de sódio
20. Succinilcolina

COMPLICAÇÕES E EMERGÊNCIAS EM SEDAÇÃO

A sedação em medicina dentária tem um excelente registo de segurança. Se a sedação intravenosa (IV), por inalação ou oral for administrada corretamente a pacientes cuidadosamente seleccionados, por médicos dentistas com formação adequada, com instalações e apoio apropriados, a incidência de problemas indesejáveis deve ser muito baixa. No entanto, podem ocorrer complicações e é essencial que todos os membros da equipa dentária que pratica a sedação sejam formados e actualizados regularmente no que respeita à gestão de complicações relacionadas com a sedação e emergências médicas. Quando a sedação está a ser efectuada, é essencial que o equipamento e os medicamentos de emergência adequados estejam disponíveis, prontos para utilização imediata caso seja necessário[121] .

Para garantir a prática segura da sedação consciente, os médicos dentistas e o pessoal que os assiste devem ser devidamente qualificados e experientes. Por definição, uma verdadeira emergência é aquela que ocorre sem aviso prévio e que não poderia ter sido razoavelmente prevista. As emergências médicas podem afetar qualquer pessoa, a qualquer momento, independentemente de estar em casa, no trabalho, a passear na rua ou num consultório dentário. Muitas complicações relacionadas com a sedação são previsíveis e, por conseguinte, as emergências devem poder ser evitadas através de um bom planeamento e de uma técnica hábil.

Nunca é demais sublinhar a necessidade de uma avaliação cuidadosa e minuciosa do doente antes da sedação. A aptidão de cada doente para se submeter a um tratamento sob sedação e, por conseguinte, o risco que a sedação representa para o doente, deve ser avaliada individualmente. Se algum aspeto da história clínica sugerir um potencial problema, deve procurar-se aconselhamento especializado, quer junto do médico do doente, quer através de encaminhamento para um especialista hospitalar. O tratamento dentário que requer sedação nunca é tão urgente que ponha em risco a vida do doente devido a uma avaliação e um planeamento inadequados. A adesão aos princípios de uma boa prática de sedação deve minimizar a incidência de problemas[121].

EQUIPAMENTO DE EMERGÊNCIA

O Conselho de Reanimação (Reino Unido) recomenda que o equipamento utilizado para qualquer emergência médica ou paragem cardiorrespiratória seja normalizado em todos os consultórios dentários gerais. Todas as áreas clínicas devem ter acesso imediato a medicamentos de reanimação, equipamento para controlo das vias aéreas e um desfibrilhador automático externo (DEA). O pessoal deve estar familiarizado com a localização de todo o equipamento de reanimação na sua área de trabalho.

Equipamento de emergência essencial para a prestação de sedação consciente[121].

1. Garrafa de oxigénio portátil (tamanho D) com válvula de redução de pressão e fluxómetro
2. Máscara facial de oxigénio com tubo
3. Conjunto básico de vias respiratórias orofaríngeas (tamanhos 1, 2, 3, 4)
4. Máscara de bolso com porta de oxigénio
5. Aparelho de saco e máscara auto-insufláveis com reservatório de oxigénio e tubagem (saco de 1 litro)
6. Variedade de máscaras faciais de adulto e criança bem ajustadas para fixar ao saco auto-insuflável
7. Sucção portátil com cateteres de sucção e tubos adequados, por exemplo, a ventosa de Yankauer
8. Seringas e agulhas esterilizadas de utilização única
9. Dispositivo "espaçador" para broncodilatadores inalados
10. Dispositivo automatizado de medição da glucose no sangue
11. Desfibrilhador automático externo

Gestão das vias aéreas
Fornecimento independente de oxigénio

A peça mais importante do equipamento de emergência (ou medicamentos) é um fornecimento independente de oxigénio. Deve estar disponível para uma emergência uma garrafa de oxigénio completa, de tamanho D (340 litros) ou de tamanho E (680 litros), que seja independente de qualquer fornecimento de oxigénio de rotina. A garrafa deve ter uma válvula redutora, uma chave, um fluxómetro, tubos e conectores adequados. Deve ser facilmente acoplável a uma máscara facial, a uma cânula nasal e a um ambu-bag ou a uma máscara de bolso. É essencial que o nível de oxigénio na garrafa seja verificado antes do início de uma sessão de sedação e que a garrafa esteja ligada, pronta a ser utilizada imediatamente, se necessário. As garrafas devem ser guardadas num carrinho portátil para poderem ser utilizadas em qualquer parte do consultório[121].

Adjuvantes das vias respiratórias

Deve estar disponível uma seleção de vias aéreas orais Guedel (Figura 8.1). Estas são utilizadas para manter uma via aérea desobstruída num doente inconsciente. A causa mais comum de obstrução das vias aéreas no doente inconsciente é causada pela queda da língua para trás sobre a parede anterior da faringe. Este problema pode normalmente ser aliviado colocando o doente na posição de recuperação lateral ou puxando a mandíbula para a frente utilizando a elevação do queixo ou o impulso da mandíbula.

Um meio simples de ajudar a manter as vias respiratórias é inserir uma via respiratória oral Guedel. Esta assenta sobre a parte de trás da língua, impedindo-a de cair posteriormente na faringe. O ar pode então passar livremente para dentro e para fora através do lúmen oco da via aérea. A via aérea oral requer uma inserção cuidadosa para garantir que a língua não é empurrada para trás aquando da inserção.

As vias aéreas nasofaríngeas são muito úteis num doente semiconsciente. São concebidas para serem inseridas na passagem nasal para assegurar uma via aérea aberta. O tamanho correto da via aérea é escolhido medindo o dispositivo no doente: o dispositivo deve ir da narina do doente até ao lóbulo da orelha ou ao ângulo da mandíbula. O exterior do tubo é lubrificado com um lubrificante à base de água para que entre mais facilmente no nariz.

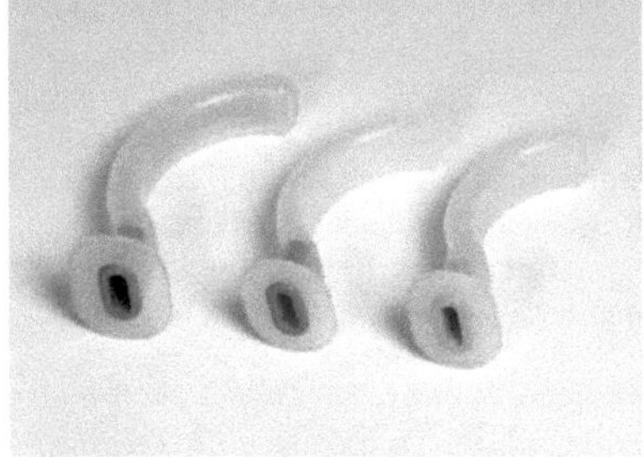
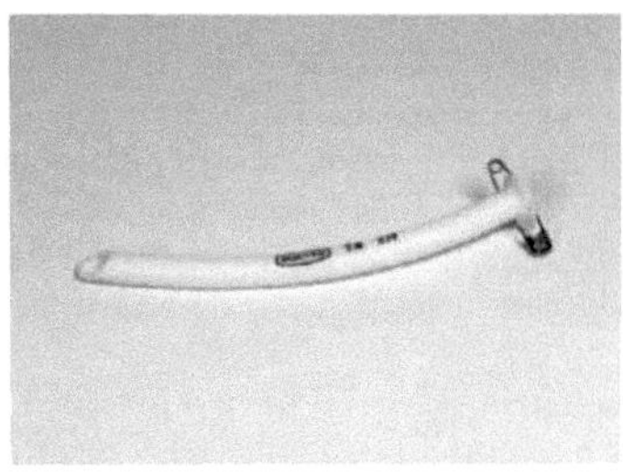

Dispositivo de pressão positiva intermitente

Um dispositivo de ventilação para administrar oxigénio sob pressão positiva intermitente é uma peça essencial do equipamento. É utilizado para apoiar a ventilação de um doente que se torna significativamente hipóxico, apneico ou que sofre uma paragem respiratória. O exemplo clássico é o "ambu- bag", que consiste num saco auto-insuflável, com um acessório de oxigénio, uma válvula unidirecional e uma máscara facial. Quando ligado a uma fonte de oxigénio, este saco fornecerá aproximadamente 40% de oxigénio no ar. Pode ser administrada uma percentagem mais elevada de oxigénio, até 80%, ligando um saco reservatório de oxigénio ao saco auto-insuflável principal. O ambu-bag requer duas pessoas para o operar eficientemente, uma para segurar a máscara no rosto para manter uma boa vedação e apoiar as vias respiratórias, a outra para apertar o saco e ventilar o doente. É possível utilizar o ambu-bag com uma só mão, mas pode ser difícil efetuar estas tarefas em simultâneo.

Outro exemplo de um dispositivo de pressão positiva intermitente é a máscara de bolso simples com um acessório de oxigénio. É mais fácil de utilizar por uma única pessoa do que o ambu-bag, porque o esforço manual tem como objetivo manter a máscara em posição e a via aérea.

A ventilação é conseguida através da respiração efectiva do médico para dentro da máscara. A percentagem de oxigénio fornecido é inferior à obtida com um ambu-bag, mas o dispositivo é mais fácil de utilizar e pode ser mais eficiente do que um ambu-bag mal utilizado[13] .

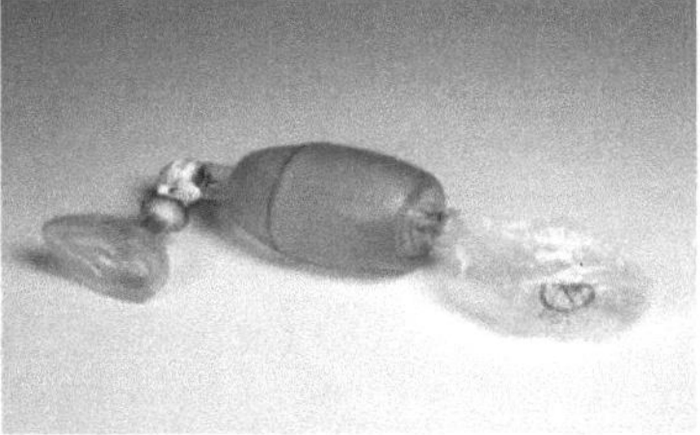
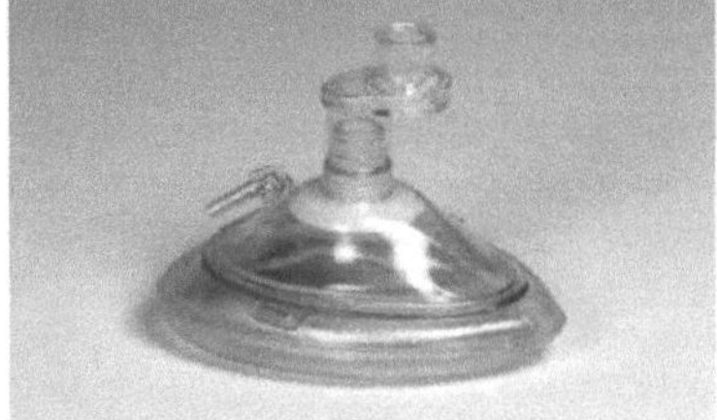

Equipamento de aspiração

Deve estar sempre disponível equipamento de sucção portátil (de preferência totalmente independente da fonte de sucção principal). Embora os reflexos laríngeos de um doente sedado estejam intactos, têm um reflexo de vómito reduzido e menos capacidade de remover vómito ou corpos estranhos da boca. O aparelho de sucção deve ser portátil, de modo a poder ser utilizado na área de recuperação ou em qualquer outra parte do consultório dentário. Também deve ser independente da fonte de alimentação para que continue a funcionar se houver uma falha de energia. Estão disponíveis dispositivos de sucção manual que não necessitam de uma fonte de alimentação.

ADMINISTRAÇÃO DE MEDICAMENTOS

É essencial que o cirurgião-dentista compreenda a indicação de cada medicamento e o modo como é administrado. Não faz muito sentido armazenar um medicamento se este não puder ser utilizado corretamente. Deve estar disponível uma gama de seringas descartáveis (5 ml e 2 ml) e agulhas (23 g) para administrar medicamentos parentéricos, por via intramuscular ou intravenosa, em caso de emergência. Deve também ser mantida uma seleção de cânulas teflonadas (20g) no stock de emergência, para que possa ser obtido um acesso venoso adicional caso a cânula de sedação original fique bloqueada ou se desloque.

Medicamentos de emergência, doses e aplicação

1. Oxigénio
2. Injeção de epinefrina (1:1000, 1mg/ml)
3. Hemisuccinato de hidrocortisona (100mg/2ml)
4. Maleato de clorfenamina (10mg/1ml)
5. Solução oral de glucose / comprimidos / gel / pó
6. Injeção de Glucagon 1mg
7. Trinitrato de glicerilo (GTN) em spray (400 microgramas / dose)
8. Inalador de salbutamol aerossol (100 microgramas / atuação)
9. Aspirina dispersível (300mg)
10. Midazolam 5mg/ml
11. Flumazenil (500ug/5ml)

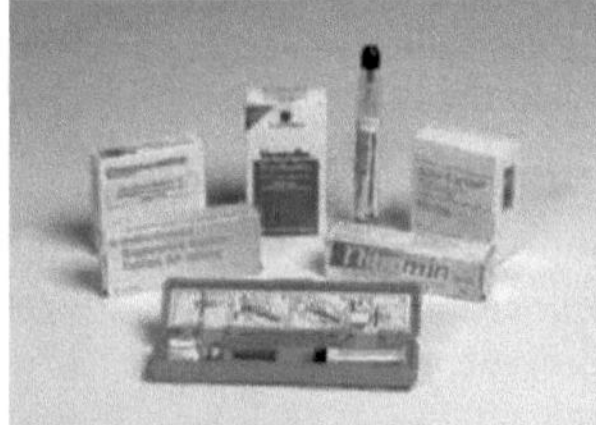

Desfibrilhação

O Resuscitation Council (Reino Unido) recomenda que todas as áreas clínicas tenham acesso a um desfibrilhador automático externo (DEA) (Figura 8.6). Um DEA reduzirá a mortalidade por paragem cardíaca causada por fibrilhação ventricular e taquicardia ventricular sem pulso. Considera-se que a disponibilidade de um DEA permite ao pessoal dentário tentar a desfibrilhação em segurança após uma formação adequada. Os DEA para adultos podem ser utilizados com segurança em crianças com mais de 8 anos de idade. Algumas máquinas têm almofadas pediátricas ou um modo que permite que sejam "atenuadas" para as tornar mais adequadas para utilização em crianças entre 1 e 8 anos de idade.

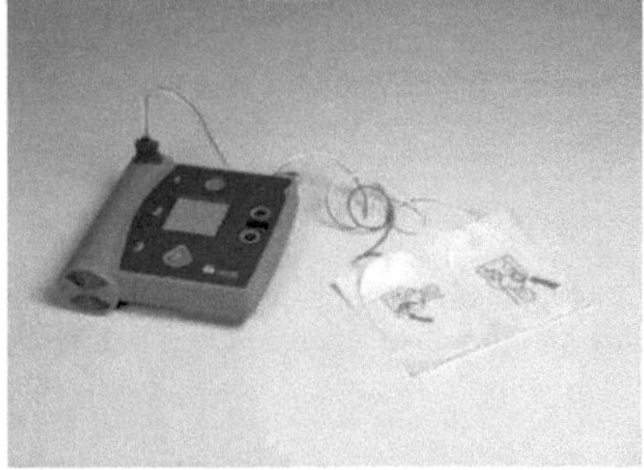

Capítulo 4

EMERGÊNCIAS RELACIONADAS COM A SEDAÇÃO

O tratamento de pacientes sob sedação acarreta uma série de riscos potenciais inerentes. A chave para uma gestão bem sucedida das emergências é a identificação e intervenção precoces. Quando um doente está a ser tratado sob sedação, o médico dentista e o enfermeiro dentista devem estar sempre atentos aos

1. Patência das vias respiratórias
2. Ritmo e profundidade da respiração
3. Frequência cardíaca
4. Saturação arterial de oxigénio
5. Cor da pele

6. Nível de consciência.

É obrigatória uma monitorização clínica cuidadosa, complementada com oximetria de pulso. Ao primeiro sinal de qualquer problema adverso, o tratamento dentário deve ser imediatamente interrompido e deve ser dada toda a atenção ao estado clínico do doente. Qualquer alteração significativa dos sinais clínicos, como uma redução da frequência respiratória ou da frequência de pulso, deve levar o médico dentista a tomar medidas imediatas. Por exemplo, se um doente ficar pálido e nauseado durante a indução da sedação, isso pode indicar um ataque vasovagal iminente. A menos que o doente seja colocado em decúbito dorsal rapidamente, perderá a consciência. Este não é o efeito do fármaco sedativo (embora possa ser agravado por este), mas é um simples desmaio. A monitorização cuidadosa do estado clínico do doente alertará o cirurgião dentista para os primeiros sinais de um problema desagradável. Não observar ou ignorar os sinais de problemas iminentes e atrasar o tratamento é uma negligência por parte do médico e pode colocar o doente em sério risco. O oxímetro de pulso pode ser muito útil para fornecer um aviso precoce do desenvolvimento de problemas iminentes. Por exemplo, uma queda na saturação de oxigénio será normalmente identificada pelo oxímetro muito antes de aparecerem quaisquer sinais clínicos de dessaturação. Se o cirurgião dentista intervier imediatamente, o problema pode ser corrigido através de medidas simples. Uma ligeira dessaturação de oxigénio pode ser invertida pedindo ao doente para respirar profundamente ou administrando-lhe oxigénio nasal. No entanto, se o cirurgião dentista não intervier atempadamente, o problema pode tornar-se difícil de gerir e pode mesmo tornar-se fatal. Uma série de complicações e emergências estão especificamente relacionadas com a sedação. O médico dentista que pratica a sedação deve ser capaz de distinguir entre as emergências relacionadas com a sedação e as emergências médicas que ocorrem no doente sedado[1].

Problemas relacionados com a ansiedade

Exacerbação de uma condição médica

A ansiedade grave pode também precipitar uma exacerbação aguda de uma condição médica pré-existente, como a angina, a asma ou a epilepsia. Mesmo os doentes com condições médicas aparentemente bem controladas podem deteriorar-se quando confrontados com uma situação que aumenta a ansiedade. Estes problemas médicos agudos podem surgir em qualquer altura durante a consulta de sedação e devem ser tratados utilizando os protocolos padrão, que são discutidos mais adiante neste capítulo. Na maioria dos casos de doença pré-existente, devem ter sido tomadas as precauções adequadas para minimizar a possibilidade de precipitar uma exacerbação aguda.

Ataque vasovagal (desmaio)

Os doentes submetidos a sedação estão muitas vezes agudamente ansiosos e muito propensos a ter um ataque vasovagal (desmaio). Isto ocorre normalmente durante a canulação ou nas fases iniciais da administração de fármacos sedativos. Pode ser amplamente evitado colocando o doente em posição supina antes de iniciar o procedimento. No entanto, se o doente ficar pálido, pegajoso e com náuseas, a causa mais provável é a síncope vasovagal. O ritmo cardíaco será inicialmente rápido e abrandará à medida que se perde a consciência.

Tratamento: O doente deve ser imediatamente deitado com as pernas levantadas e a administração de medicamentos deve ser interrompida. Se o doente ficar inconsciente, as vias respiratórias devem ser mantidas e deve ser administrado oxigénio através de uma máscara facial. A consciência deve ser rapidamente recuperada, embora o doente possa estar sonolento devido ao efeito de qualquer agente sedativo administrado Complicações e emergências 139 antes do desmaio. Os desmaios graves, ou seja, aqueles em que se perde a consciência, podem também resultar numa pequena convulsão. Esta situação não deve ser confundida com um ataque epilético, que é progressivo, ao contrário de um desmaio, em que os tremores param rapidamente quando a circulação sanguínea no cérebro é restabelecida.

Depressão respiratória

A complicação mais provável da sedação com benzodiazepinas é a depressão respiratória. Sabe-se que esta ocorre com todas as benzodiazepinas, mas normalmente não tem qualquer significado clínico e o sangue arterial permanece bem saturado. No entanto, uma administração IV excessivamente rápida, uma sobredosagem de benzodiazepinas ou uma interação medicamentosa adversa podem ter um efeito significativo no sistema respiratório. Além disso, as pessoas muito jovens e muito idosas são particularmente sensíveis aos efeitos depressores respiratórios dos agentes sedativos IV. A seleção cuidadosa dos doentes, a titulação lenta do agente sedativo e a monitorização clínica e eletromecânica contínua minimizam o risco.

Controlo: Se houver alguma evidência de compromisso respiratório, este deve ser corrigido imediatamente através da manutenção das vias respiratórias, da administração de oxigénio e, se necessário, de ventilação assistida com pressão positiva. Se a saturação de oxigénio baixar e não puder ser restabelecida com medidas simples, os efeitos depressores respiratórios da sedação devem ser invertidos através da administração de 200-500 mcg de flumazenil[131] .

Obstrução das vias respiratórias - engasgamento

A obstrução das vias respiratórias por aspiração de um corpo estranho é um perigo potencial do tratamento de doentes sob sedação. A sedação provoca alguma redução do reflexo de vómito e, se um dente, uma amálgama ou um alargador cair para o fundo da boca, o doente pode ter dificuldade em expelir o corpo estranho. Uma boa proteção das vias respiratórias utilizando um dique de borracha ou uma esponja em forma de borboleta e uma aspiração de grande volume devem evitar este problema.

Controlo: Se um doente apresentar sinais de obstrução ligeira das vias respiratórias, deve ser encorajado a tossir. Normalmente, isto desobstruirá as vias respiratórias e permitirá que o doente respire normalmente. Se a tosse não for bem sucedida e se verificar uma obstrução mais grave das vias respiratórias, o socorrista deve dar até cinco pancadas nas costas entre as omoplatas com a palma da mão. O doente deve ser encorajado a inclinar-se para a frente para ajudar o objeto obstrutivo a sair da boca. Se isto não conseguir desbloquear a obstrução das vias aéreas, será necessário efetuar até cinco impulsos abdominais. Posicionado atrás do doente, o médico dentista segura firmemente as mãos à volta da cintura do doente.

Uma pressão firme aplicada no abdómen, logo abaixo do xifópago, forçará o diafragma a subir e o ar expirado deverá expulsar o corpo estranho. Se a obstrução ainda não tiver sido eliminada, continuar a alternar com cinco pancadas nas costas. É de notar que os golpes abdominais podem provocar lesões internas ou a fratura de costelas, pelo que é importante que o doente seja examinado por um médico após o tratamento do episódio de asfixia.

Hipotensão

Os agentes sedativos produzem um certo nível de redução da pressão arterial do doente em resultado da redução da atividade simpática. Esta redução mantém-se geralmente dentro de limites clínicos seguros e não requer qualquer intervenção ativa. No entanto, pode ocorrer uma hipotensão significativa, em que as pressões sistólica e/ou diastólica descem 15-20 mmHg abaixo do valor de referência, se o doente estiver excessivamente sedado ou se levantar demasiado depressa da posição supina.

Sinais: Inquietação, desorientação, palidez, pele fria e pegajosa, pupilas dilatadas.

Controlo: A hipotensão no paciente sedado deve ser controlada por:

1. Interromper o tratamento dentário e colocar o doente em posição supina com os pés elevados

2. Iniciar o suporte básico de vida (vias aéreas, respiração, circulação)
3. Administração de oxigénio (3 l/min)
4. Terapia definitiva:
    a. Se tiver sido utilizada sedação por inalação com óxido nitroso, diminuir a concentração
    b. Se estiver a ser utilizado midazolam intravenoso, inverter com flumazenil
    c. Se estes passos não forem suficientes para gerir o episódio hipotensivo
    Uma infusão intravenosa rápida de 250 ml de solução (dextrose a 5% e água ou soro fisiológico a 0,9%) fornecerá um volume extra de fluido ao sistema cardiovascular, levando a um aumento da pressão arterial
    d. Chamar os paramédicos de emergência.

Interacções medicamentosas

A utilização da via IV para a administração de medicamentos sedativos pode resultar em reacções e interacções medicamentosas mais rápidas e graves. A anafilaxia, a idiossincrasia medicamentosa e as interacções medicamentosas podem ocorrer com a sedação intravenosa. O conhecimento de qualquer reação anterior a um fármaco e a administração gradual e lenta do agente sedativo, bem como a interrupção da administração em caso de problemas indesejáveis, minimizam o aparecimento e a gravidade das complicações medicamentosas. As interacções medicamentosas variam em termos de gravidade e são mais difíceis de gerir.

Controlo: Ao primeiro sinal de qualquer reação adversa, a administração do agente sedativo deve ser interrompida e o estado clínico do doente deve ser monitorizado. Se necessário, devem ser iniciadas medidas de suporte básico de vida e deve ser solicitada assistência especializada. Uma verdadeira reação anafiláctica deve ser tratada utilizando o protocolo padrão descrito na secção seguinte[121].

Por definição, os doentes submetidos a sedação consciente nunca devem perder a consciência. No entanto, a perda de consciência ocorre por vezes como resultado direto da sedação. Geralmente resulta da administração de uma dose excessiva de agente sedativo, de uma idiossincrasia medicamentosa ou de uma interação medicamentosa. Pode também ser causada por uma emergência médica imprevista, totalmente alheia à sedação, como uma paragem cardíaca fraca, coma diabético, crise adrenal ou acidente vascular cerebral. As causas de inconsciência relacionadas com a sedação podem ser evitadas através da obtenção de uma história clínica pormenorizada e da titulação lenta e cuidadosa do agente sedativo em função da resposta do doente.

Controlo: Se o doente mostrar sinais de sedação excessiva e não reagir aos comandos, deve ser administrado oxigénio. Se a saturação de oxigénio não puder ser mantida a um nível satisfatório, a sedação deve ser revertida através da administração de flumazenil. Os doentes que ficarem inconscientes devem ser colocados de lado e as vias respiratórias devem ser mantidas. Deve ser imediatamente solicitada assistência e o doente deve ser monitorizado de perto para detetar sinais de compromisso cardio-respiratório. Se a perda de consciência for o resultado de sedação excessiva, o doente deve recuperar a consciência 2 a 3 minutos após ter recebido o agente de reversão. Se o doente continuar inconsciente, deve suspeitar-se de uma causa médica, identificá-la e tratá-la utilizando os protocolos padrão. Um médico dentista que preste um serviço de sedação deve ser competente para efetuar a gestão imediata de emergências relacionadas com a sedação. No entanto, não deve hesitar em chamar os serviços de emergência se houver preocupações quanto ao estado clínico do doente.

EMERGÊNCIAS MÉDICAS

As emergências médicas são em grande parte imprevisíveis e podem ocorrer em qualquer doente, quer esteja a ser sedado ou não. É necessária uma maior vigilância para identificar as emergências médicas que ocorrem durante a sedação e pode ser difícil distingui-las de complicações específicas relacionadas com a sedação. No entanto, as características clínicas e a gestão de emergências médicas específicas são as mesmas, independentemente de ocorrerem num paciente sedado ou totalmente consciente. Todos os clínicos dentários devem ser capazes de reconhecer e gerir uma emergência médica; para o sedicionista dentário, existe um dever de cuidado adicional[121].

Paragem cardíaca

A emergência médica mais grave é uma paragem cardíaca. Esta pode ocorrer por várias razões, incluindo hipoxia, enfarte do miocárdio, anafilaxia ou hipotensão grave. Qualquer estado que cause obstrução respiratória ou apneia conduzirá a uma paragem respiratória e, em última análise, se não for tratada, a uma paragem cardíaca. O rácio recomendado para efetuar compressões cardíacas e respirações de resgate é de 30:2.

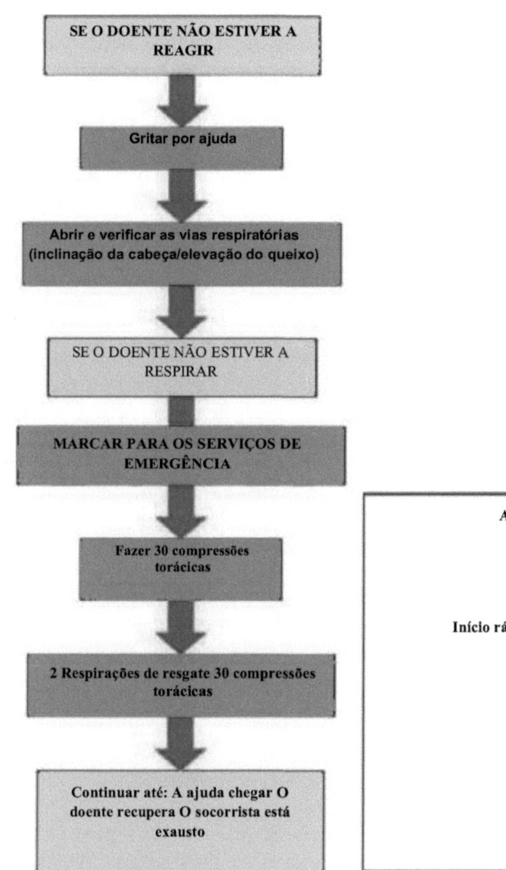

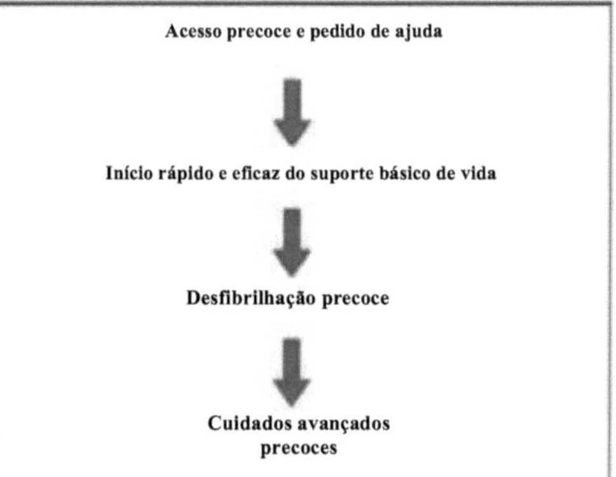

Síncope vasovagal (desmaio)

A causa mais frequente de colapso na cirurgia dentária é um ataque vasovagal ou desmaio. Pode ser iniciado por ansiedade, dor, hipotensão, fadiga e, ocasionalmente, jejum. Os doentes gravemente ansiosos e fóbicos submetidos a sedação são especialmente propensos a desmaiar. Um ataque vasovagal começa quando um estímulo, como a ansiedade ou a dor aguda, produz uma resposta de "luta ou fuga". Devido à vasodilatação, o sangue acumula-se no músculo esquelético e no mesentério do abdómen. Na ausência de movimentos dos membros, o retorno venoso é reduzido

E o débito cardíaco diminui. Inicialmente, isto pode ser compensado por um aumento da frequência cardíaca, mas se o retorno venoso não for restabelecido, ocorre uma descompensação vagal. Isto resulta em bradicardia, redução do fluxo sanguíneo cerebral e perda de consciência.

A síncope vasovagal pode ser amplamente evitada colocando o doente em posição supina antes de iniciar o tratamento e, em particular, antes da punção venosa. Se tal não for possível, o doente deve ser observado atentamente para detetar os sinais premonitórios de um ataque vasovagal. Se ocorrerem, o doente deve ser imediatamente colocado em posição supina.

Sinais: Palidez, náuseas, transpiração na testa e no lábio superior, pulso rápido.

Tratamento: Se o doente não for tratado imediatamente, perderá rapidamente a consciência e o pulso tornar-se-á lento e fraco. A pulsação pode descer até aos 30 batimentos por minuto. Se o tratamento for adiado, o doente pode entrar em convulsão e tornar-se cianótico. O tratamento de um ataque vasovagal inclui:

- Colocar o doente em posição supina e elevar as pernas. As doentes grávidas devem ser colocadas na posição lateral para que o peso do feto não obstrua a veia cava inferior e, assim, reduza ainda mais o retorno venoso
- Manter as vias respiratórias e administrar oxigénio através de uma máscara facial (3 l/min)
- O doente deve recuperar rapidamente
- Uma vez recuperada a consciência, tranquilizar o doente e dar-lhe uma bebida com glucose
- Se a recuperação não for rápida, o diagnóstico deve ser reconsiderado, mantendo-se a via aérea e a oxigenação. Por vezes é possível confundir a síncope vasovagal com os efeitos do excesso de sedação. Se um doente perder subitamente a consciência durante a indução ou manutenção da sedação, deve haver um elevado índice de suspeita de que ocorreu um ataque vasovagal e deve ser instituído um tratamento adequado.

Hipoglicemia

A hipoglicemia é a causa mais comum de coma diabético e pode ocorrer em doentes com diabetes mellitus. Pode ser iniciada por uma refeição perdida, ansiedade excessiva ou presença de infeção. Todos os doentes com diabetes mellitus submetidos a cuidados dentários devem ser tratados com precaução e o médico dentista deve estar sempre alerta para a possibilidade de hipoglicemia. **Sinais:** Irritabilidade, agressividade, falta de cooperação, pele fria e pegajosa, sonolência e desorientação, perda gradual de consciência apesar de um pulso rápido e frequentemente cheio.

Gestão:

- Enquanto o doente estiver consciente, deve ser-lhe administrada uma bebida, comprimidos ou gel de glucose ou dextrose por via oral.
- Se o doente ficar inconsciente, administrar 1 mg de glucagon por via intravenosa, intramuscular ou subcutânea. Se o doente já tiver acesso venoso, administrar 50 ml de glucose a 50% ou equivalente.
- Manter as vias respiratórias e administrar oxigénio (3 l/min). A recuperação deve ser rápida, pelo que se deve considerar a possibilidade de transferir o doente para o hospital.

Doentes diabéticos

Se um doente diabético submetido a sedação intravenosa ficar inconsciente, deve ser imediatamente administrada glucose através da cânula intravenosa ou glucagon intramuscular, como acima referido. Se a hipoglicemia foi a causa da perda de consciência, a recuperação será rápida.

Anafilaxia

O termo anafilaxia é normalmente utilizado para designar reacções de hipersensibilidade tipicamente mediadas pela imunoglobulina E (IgE) num indivíduo previamente sensibilizado; ocasionalmente, o recetor não tem conhecimento da sua sensibilidade. A verdadeira anafilaxia não é mediada pela libertação de histamina, embora os níveis elevados de histamina sejam uma caraterística da anafilaxia. Em medicina dentária, a causa mais provável é uma alergia a um antibiótico, especialmente à penicilina ou aos seus derivados, embora as alergias cutâneas mais ligeiras sejam mais comuns. No entanto, as reacções anafiláticas podem ser iniciadas por uma série de estímulos antigénicos, incluindo soluções anestésicas locais, medicamentos intravenosos e luvas de látex.

Sinais

1. Rubor e edema da face e do pescoço
2. Dificuldades respiratórias agudas, com broncoespasmo e pieira
3. Parestesia à volta da boca e dos dedos
4. Hipotensão grave
5. Pulso rápido, fraco ou impalpável
6. Palidez e cianose
7. Perda de consciência.

Tratamento: O tratamento da anafilaxia deve ser imediato. O doente deve ser deitado com as pernas levantadas. Deve ser administrada epinefrina 0,5 mg (1 em 1000) por via intramuscular ou subcutânea. As vias respiratórias devem ser mantidas e deve ser administrado oxigénio. Se o broncoespasmo persistir, deve ser administrada uma nova injeção de 0,5 mg de epinefrina. Deve ser imediatamente chamada assistência de emergência especializada e devem ser administrados succinato sódico de hidrocortisona (100 mg) e maleato de clorfenamina (10-20 mg) por via intravenosa ou intramuscular.

Choque adrenal

Os doentes com doença suprarrenal primária ou secundária (por exemplo, doença de Addison) podem sofrer de choque suprarrenal numa situação de stress. Algumas autoridades consideram que os doentes que tomam esteróides em doses elevadas a longo prazo também estão em risco. As pessoas que se apresentam para sedação estão particularmente em risco devido ao elevado nível de ansiedade ou medo inerente. Os sinais de choque adrenal são palidez, pulso rápido e fraco, hipotensão e, por fim, perda de consciência. O tratamento deve começar por deitar o doente com a cabeça para baixo. As vias respiratórias devem ser mantidas e o oxigénio deve ser administrado através de uma máscara facial. O succinato sódico de hidrocortisona (100 mg) deve ser administrado por via intravenosa ou intramuscular. Se não houver melhorias, devem ser administradas mais doses de hidrocortisona até serem administradas 500 mg e o diagnóstico deve ser reconsiderado. Deve ser chamada uma ambulância de emergência. Um doente que esteja potencialmente em risco de choque adrenal deve receber uma cobertura de esteróides antes do tratamento sob sedação. Isto minimizará a probabilidade de uma crise adrenal durante o tratamento. Se o doente ficar inconsciente durante a sedação, deve ser imediatamente administrada mais hidrocortisona. Os doentes que recebem terapêutica com esteróides correm um maior risco de crise de esteróides e este facto deve ser sempre tido em conta quando se faz a história clínica. A utilização de preparações cutâneas potentes ou mesmo de inaladores de esteróides é frequentemente omitida, e o risco potencial destes produtos deve ser salientado[121] .

As pessoas que tomam esteróides em doses elevadas durante muito tempo também estão em risco. As pessoas que se apresentam para sedação correm um risco especial devido ao elevado nível de ansiedade ou medo inerente. Os sinais de choque adrenal são palidez, pulso rápido e fraco, hipotensão e, por fim, perda de consciência. O tratamento deve começar por deitar o doente com a cabeça para baixo. As vias respiratórias devem ser mantidas e o oxigénio deve ser administrado através de uma máscara facial. Deve ser administrado succinato sódico de hidrocortisona (100 mg) por via intravenosa ou intramuscular. Se não houver melhorias, devem ser administradas mais doses de hidrocortisona até serem administradas 500 mg e o diagnóstico deve ser reconsiderado. Deve ser chamada uma ambulância de emergência

Convocados. Um doente que esteja potencialmente em risco de choque adrenal deve receber uma cobertura de esteróides antes do tratamento sob sedação. Isto minimizará a probabilidade de uma crise adrenal durante o tratamento. Se o doente ficar inconsciente durante a sedação, deve ser imediatamente administrada mais hidrocortisona. Os doentes que recebem esteróides

A terapêutica apresenta um maior risco de crise de esteróides, o que deve ser sempre tido em conta aquando da recolha da história clínica. A utilização de preparações cutâneas potentes ou mesmo de inaladores de esteróides é frequentemente omitida, e o risco potencial destes produtos deve ser realçado. Por conseguinte, é necessário ter cuidado ao considerar a sedação em doentes com antecedentes de epilepsia. Também podem ocorrer convulsões em doentes que perdem a consciência por qualquer outro motivo, especialmente naqueles que desmaiam e que não são imediatamente colocados em posição supina[121] .

Dor torácica aguda

A dor torácica aguda é geralmente causada por angina estável, mas a possibilidade de uma síndrome coronária aguda (angina instável ou enfarte do miocárdio) deve ser sempre considerada. A angina estável resulta da isquémia do miocárdio causada pelo estreitamento das artérias coronárias. As exigências do coração aumentam durante o exercício, o stress ou a hipertensão e são estas situações que têm maior probabilidade de precipitar um ataque de angina. Os doentes com ansiedade dentária submetidos a sedação estão mais expostos a este risco. As características de um ataque de angina são uma dor retroesternal intensa que irradia para o braço esquerdo e um pulso regular. Deve ser administrado spray de trinitrato de glicerilo sublingual (0,4 mg), as vias respiratórias devem ser mantidas e deve ser administrado oxigénio. Se não houver alívio em três minutos, deve ser considerada a possibilidade de angina instável ou enfarte do miocárdio. A angina instável é causada pela fissuração de placas ateromatosas e subsequente acumulação de plaquetas numa artéria coronária. Isto resulta em vários graus de oclusão da artéria afetada. No enfarte do miocárdio, há uma oclusão completa de uma artéria coronária, levando a uma isquemia súbita e a danos irreversíveis em parte do músculo cardíaco. No enfarte do miocárdio, o doente apresenta uma dor torácica retroesternal, forte e esmagadora, que não é aliviada com o uso de trinitrato de glicerilo. O doente fica pálido e cianótico, com falta de ar e pode vomitar. O pulso será fraco e irregular. Deve permitir-se que o doente encontre a posição mais confortável para minimizar a dor e, normalmente, esta será a posição sentada. Os doentes não devem ser reclinados, a menos que percam a consciência, uma vez que isso aumenta o retorno venoso e, consequentemente, o débito cardíaco, exigindo mais do miocárdio carente de oxigénio. Deve ser administrado óxido nitroso a 50% com oxigénio a 50% (se disponível) para aliviar a dor e a ansiedade. Deve ser administrada aspirina solúvel (300 mg) por via oral e os serviços de emergência devem ser contactados. O doente deve ser vigiado de perto para detetar qualquer deterioração, nomeadamente uma paragem cardíaca, caso em que deve ser iniciada a reanimação cardiopulmonar[121] .

Asma

A asma é uma doença muito comum que varia consideravelmente em termos de gravidade. Um ataque agudo de asma pode ser precipitado por ansiedade, infeção, exercício ou sensibilidade a um alergénio ou irritante. Os sinais mais comuns de um ataque de asma são a falta de ar, com sibilos na expiração. Outra forma de apresentação da asma é a tosse persistente com dificuldade respiratória progressiva. Em ambos os casos, a base do tratamento consiste em tranquilizar o doente e permitir-lhe manter uma posição mais confortável para respirar. Deve ser administrado oxigénio e um inalador ou nebulizador de salbutamol. Se não houver melhoria ou se o ataque se transformar em status asthmaticus, os serviços de emergência devem ser chamados. A oxigenação deve ser mantida e deve ser administrado succinato sódico de hidrocortisona (100 mg) por via intravenosa ou intramuscular.

Acidente vascular cerebral

Um acidente vascular cerebral (AVC) é um termo clínico que se refere a um ataque total ou parcial de fraqueza num dos lados do corpo. Pode ser primário (quando pode ser causado por hemorragia cerebral, trombose ou embolia) ou secundário (quando a doença primária é do coração ou dos vasos sanguíneos). O doente queixa-se frequentemente de uma dor de cabeça súbita e pode ter disartria (discurso pouco claro) ou afasia (incapacidade de falar). Haverá algum grau de hemiplegia (paralisia parcial ou completa de um lado da face e/ou do corpo) e pode haver perda de consciência. As vias aéreas devem ser mantidas e deve ser administrado oxigénio. A respiração deve ser monitorizada e a ventilação assistida deve ser iniciada se a respiração cessar. Os paramédicos de emergência devem ser contactados para[121] .

REFERÊNCIAS

Professions with prestige (National Opinion Research Center report on job status), Washington Post 115, p WH5, 31 de março de 1991.

Dental Health Advisor, primavera, 1987.

Fiset L, Milgrom P, Weinstein P et al. Psycho physiological responses to dental injections. J Am Dent Assoc 1985;111:578-82.

Girdler NM, Hill CM, Wilson KE. Espectro da gestão da ansiedade. Sedação clínica em medicina dentária. West Sussex. Wiley Blackwell. 2009; 1-15.

Malamed SF. Dor e ansiedade em medicina dentária. Dolan J (edi). Sedation: A clinical guide to patient management, St. Louis, Mosby Elsevier, 2010; 2-7.

Wilson S, Vann WF, Dilley DC. Controlo da reação à dor: sedação. Pediatric dentistry infancy through adolescence, 4th edi Ind. Gurgaon, Saunders, 2010; 116-29.

Gravenstein JS, Paulus DA. Monitoring practice in clinical anesthesia, Philadelphia, Lippincott.1982.

Eichhorn JH, Cooper JB, Cullen DJ. Standards for patient monitoring during anesthesia, JAMA1985; 256:10-17.

Cote CJ, Wilson S. Guideline for monitoring and management of pediatric patients during and after sedation for diagnostic and therapeutic procedures: Uma atualização, Pediatrics 2006; 118:2587-02.

Heasman P. Sedação consciente. Master dentistry, restorative dentistry, pediatric dentistry and orthodontics vol 2,1st edi. Londres, Churchill Lvingstone, 2004; 149-69.

Directrizes para a monitorização e gestão de pacientes pediátricos durante e após a sedação para procedimentos diagnósticos e terapêuticos. Manual de referência da AAPD 2011; 32:167-82.

Roelofse JA, Joubert JJ, Roelofse PG. Uma comparação aleatória duplamente cega de midazolam isolado e midazolam combinado com cetamina para sedação de pacientes pediátricos. Journal of oral maxillofacial surgery 1996;54:838-44.

M.O.Folayan, A.Faponle &A.Lamikanra.Uma revisão da abordagem farmacológica para o tratamento da ansiedade dentária em crianças.IIPD 2002;12:347-54.

Dock M. Pharmacological management of patient behavior (Gestão farmacológica do comportamento do doente). Dentistry for the child and adolescent, 9th edition, Gurgaon, Mosby Elsevier, 2011; 252-76.

Goldberger E. Treatment of cardiac emergencies, 5th edi, St Louis, Mosby, 1990.

McCarthy FM. Redução do stress e modificações terapêuticas, J Calif Dent Assoc 1981; 9:41-7.

McCarthy FM, Malamed SF. Sistema de avaliação física para determinar o risco médico e as modificações indicadas na terapia dentária, J Amer Dent Assoc1979; 99:181-84.

Malamed SF. Avaliação física e psicológica. Dolan J. Sedation: A clinical guide to patient management, St. Louis, Mosby Elsevier, 2010; 23-64.

Berthelsen CL, Stilley KR. Inventário de saúde pessoal automatizado para medicina dentária: um estudo piloto. J Am Dent Assoc 2000;131:59-66.

Brady WF, Martinoff JT. Validity of health history data collected from dental patients and patient perception of health status. J Am Dent Assoc 1980;101:642-45.

Malamed SF: Medical emergencies in the dental office, ed 6, St Louis, Mosby, 2007.

Smith DM, Lombardo JA, Robinson JB. The preparticipation evaluation, primary care. Clin Off Pract 1991;18:777-807.

Associação Americana do Coração: Recommendations for human blood pressure determination by sphygmomanometry, Dallas, The Association 1967.

Pickering TG, Hall JE, Appel LJ et al. Recommendations for blood pressure measurement in humans and experimental animals: Parte 1: Medição da pressão arterial em seres humanos: uma declaração para profissionais do Subcomité de educação profissional e pública do Conselho da Associação Americana do Coração sobre Investigação da Pressão Arterial Elevada, Hypertension 2005; 45:142-61.

Manning DM, Kuchirka C, Kaminski J. Miscuffing: inappropriate blood pressure cuff application, Circulation 1983; 68:763-66.

Manning G, Rushton L, Millar-Craig MW. Clinical implications of white coat hypertension: an ambulatory blood pressure monitoring study, J Human Hypertens , 1999;13:817.

La Batide-Alamore A, Chatellier G, Bobrie G et al. Comparação dos níveis de tensão arterial determinados por enfermeiros e médicos em doentes encaminhados para uma clínica de hipertensão: implicações para a gestão subsequente. J Hypertens 2000 18:391-98.

Lane D, Beevers M, Barnes N et al.Inter-arm differences in blood pressure: when are they clinically significant? J Hypertens 2002; 20:1089-95.

Sociedade Americana de Anestesiologistas: Nova classificação do estado físico, Anesthesiology1963;24:111.

Malamed SF. Blood pressure evaluation and the prevention of medical emergencies in dental practice, J Prev Dent 1980;6:183.

Malamed SF: Prevenção. Em Handbook of medical emergencies in the dental office, ed 6, St Louis, CV Mosby, 2007.

Nades AS, Flyer DC: Pediatric cardiology, ed 3, Philadelphia, WB Saunders, 1972.

Ryan TJ, Antman EM, Brooks NH et al. ACC/AHA guidelines for the management of patients with acute myocardial infarction: a report of the American College of Cardiology/American Heart Association Task Force on Practice Guidelines (Committee on Management of Acute Myocardial Infarction), J Am Coll Cardiol 1999;34:890-911.

Gregoratos G, Abrams J, Epstein AE et al. ACC/AHA/NASPE Guideline update for implantation of cardiac pacemakers and antiarrhythmic devices: summary article: a report of the American College of Cardiology/American Heart Association Task Force on Practice Guidelines (ACC/AHA/NASPE Committee to Update the 1998 Pacemaker Guidelines), Circulation 2002; 106:2145-61.

Weber M: Pulsus alternans. Um estudo de caso, Crit Care Nurse 23(3):51-54, 2003.

Behrman RE, Vaughn VC III: Nelson textbook of pediatrics, ed 12, Philadelphia, WB Saunders, 1983.

Malamed SF: Prevenção. Em Handbook of medical emergencies in the dental office, ed 6, St Louis, CV Mosby, 2007.

McCarthy FM, Malamed SF: Manual de avaliação física, Los Angeles, Faculdade de Medicina Dentária da Universidade da Califórnia do Sul. 1975.

McCarthy FM, Malamed SF. Sistema de avaliação física para determinar o risco médico e as modificações indicadas na terapia dentária, J Am Dent Assoc 1979;99:181-84.

Fleisher LA: Risk of Anesthesia. Em Miller RD, Fleisher LA, Johns RA, eds: Miller's anesthesia, 6th ed, Churchill Livingstone, 2005.

Lagasse RS. Segurança em anestesia: modelo ou mito? A review of the published literature and analysis of current original data, Anesthesiology 2002;97:1609-17.

Malamed SF. The stress reduction protocols: a method of minimizing risk in dental practice, comunicação apresentada no quinto seminário anual de formação contínua sobre considerações práticas em sedação dentária IV e IM, Miami, Mt Sinai Medical Center. 1979.

Corah NL, Gale EN, Illig SJ. Avaliação de uma escala de ansiedade dentária, J Am Dent Assoc 1981;97:816-19.

Matsuura H. Analysis of systemic complications and deaths during dental treatment in Japan, Anesth Prog 1989;36:223-25.

Haas DA. Uma atualização sobre anestésicos locais em medicina dentária, J Can Dent Assoc 2002;68:546- 51.

Milgrom P, Weinstein P.Treating fearful dental patients, Seattle, Universidade de Washington em Seattle, Educação Dentária Contínua. 1996.

Apes T. The effect of nitrous oxide sedation on blood pressure in pediatric dental practice (O efeito da sedação com óxido nitroso na tensão arterial na prática dentária pediátrica). J Dent child 1975;42:364.

Religa et al. Associação entre a análise bispectral e o nível de sedação consciente de pacientes pediátricos dentários. Odontopediatria 2002;24:221-26.

Schneider G, Sebel PS. Monitorização da profundidade da anestesia. Euro J Anaesth 1997;14:21- 28.

Malamed s. monitorização durante a sedação 64-85.

Lawler PG. Monitorização durante a anestesia geral. Em Gray TC, Nunn JF, Utting JE, eds: General anesthesia, Londres, Butterworth, 1971.

Instituto de Investigação de Cuidados de Emergência. Death during general anesthesia (Morte durante anestesia geral), J Health Care Technol 1985;1:155.

Standards for basic intra-operative monitoring, ASA Newslett50:13, 1986.

Rosenberg MB, Campbell RL. Guidelines for intraoperativemonitoring of dental patients undergoing conscious sedation,deep sedation, and general anesthesia, Oral Surg 1991;71:2.

Jastak JT. Discussão: morbidade e mortalidade por farmacossedimentação e anestesia geral no consultório odontológico, J Oral Maxillofac Surg 1992;50:698.

Eichhorn JH, Cooper JB, Cullen DJ et al. Anesthesia practicestandards at Harvard: a review, J Clin Anesth 1988. 1:55.

Holzer JF. Liability insurance issues in anesthesiology, IntAnesthesiol Clin 1989;27:205.

Gravenstein JS, Paulus DA. Monitoring practice in clinical anesthesia, Philadelphia, 1982, Lippincott.

Wilson S. A review of important elements in sedation study methodology. Pediatr Dent 1995;17:406-12.

Cohen DE, Downes JJ, Raphaely RC. Que diferença faz a oximetria de pulso? Anesthesiology 68:181-83, 1988.

Wilson s. Revisão dos monitores e da monitorização durante a sedação com ênfase nas aplicações clínicas. Odontopediatria 1995;17:7.

Dubin DB. Rapid interpretation of EKG's, 6th ed, Tampa, Fla, Cover Publishing. 2000.

Tiret L, Nivoche Y, Hatton F et al. Complicações relacionadas com a anestesia em bebés e crianças: um estudo prospetivo de 40.240 anestesias, Br J Anaesth 1998;61:263.

Moller JT, Johannessen NW, Berg H et al. Hypoxaemia during anaesthesia: an observer study, Br J Anaesth 1991;66:437.

Rosenberg MB, Campbell RL.Guidelines for intraoperative monitoring of dental patients undergoing conscious sedation, deep sedation, and general anesthesia, Oral Surg 1991;71:2.

Miracle Ear-1-877-268-4264 (Estados Unidos), www.miracle-ear.com.

McKay WPS, Noble WH. Incidentes críticos detectados pela oximetria de pulso durante a anestesia, Can J Anaesth 1998; 35:265.

Cote CJ, Rolf N, Liu LM et al. A single-blind study of combined pulse oximetry and capnography in children, Anesthesiology 1991;74:980.

Severinghaus JW, Kelleher JF. Desenvolvimentos recentes em oximetria de pulso, Anesthesiology 1992;76:101.

Severinghaus JW History and recent developments in pulse oximetry, Scand J Clin Lab Invest Suppl1993; 214:105.

Kelleher JF. Oximetria de pulso, J Clin Monit 1989;5:37.

Ralston AC, Webb RK, Runciman WB. Potenciais erros na oximetria de pulso: I. Avaliação do oxímetro de pulso, Anaesthesia 1992;46:202.

Webb RK, Ralston RC, Runciman WB. Erros potenciais na oximetria de pulso: II. Efeitos de alterações na saturação e na qualidade do sinal, Anaesthesia1991; 46:207.

Severinghaus JW, Naifeh KH, Koh SO. Erros durante hipóxia profunda em 14 oxímetros de pulso, J Clin Monit 1989; 5:72.

Taylor MB, Whitwam JG. The accuracy of pulse oximeters:a comparative clinical evaluation of five pulse oximeters, Anaesthesia 1988;43:229.

Costarino AT, Davis DA, Keon TP: Falsely normal saturation reading with the pulse oximeter, Anesthesiology 1987;67:830.

Ries AL, Prewitt LM, Johnson JJ. Skin color and ear oximetry, Chest 1989;96:287.

Cote CJ, Goldstein EA, Fuchsman WH et al.The effect of nail polish on pulse oximetry, Anesth Analg 1988;67:683.

Langston JA, Lassey D, Hanning CD.Comparison of four pulse oximeters: effects of venous oclusion and cold-induced peripheral vasoconstriction, Br J Anaesth 1990;65:245.

Wilson S. Sedação consciente e oximetria de pulso: falsos alarmes? Pediatr Dent 1990;12:228.

Mendelson Y. Pulse oximetry: theory and applications for noninvasive monitoring, Clin Chem 1992;38:1601.

Severinghaus JW, Spellman MJ Jr. Limiares de falha do oxímetro de pulso em hipotensão e isquemia, Anesthesiology 1990;73:532.

Severinghaus JW, Kelleher JF. Desenvolvimentos recentes em oximetria de pulso, Anesthesiology 1992; 76:1018.

Associação Americana de Cirurgiões Orais e Maxilofaciais: Office anesthesia evaluation manual, 6th ed , Rosemont, Ill, American Association of Oral and Maxillofacial Surgeons. 2000.

Associação Dentária Americana, Conselho de Educação Dentária: Guidelines for the use of sedation and general anesthesia by dentists, as adopted by the Oct 2007 ADA House of Delegates, Chicago, The Association 2007.

Conselho de Examinadores de Medicina Dentária. Regulamentos de sedação oral consciente pediátrica, Sacramento, Califórnia, The Board 2001.

Gudipati CV, Weil MH, Bisera J et al. Expired carbon dioxide:a noninvasive monitor of cardiopulmonary resuscitation, Circulation 1998; 77:234.

Benumof JL. Interpretação da capnografia, AANA 1998; J 66:169.

Vascello LA, Bowe EA: A case for capnographic monitoring as a standard of care, J Oral Maxillofac Surg 1991;57:1342.

Stanski DR, Shafer SL. Medição da profundidade da anestesia. Em Miller RD, Fleisher LA, Johns RA et al, eds: Miller's anesthesia, ed 6, Londres, Churchill Livingstone, 2005.

Glass PS, Bloom M, Kearse L et al. Bispectral analysis measures sedation and memory effects of propofol, midazolam, isoflurane and alfentanil in healthy volunteers, Anesthesiology 1997;86:836-47.

Liu J, Sungh H, White PF: Electroencephalogram bispectral analysis predicts the depth of midazolam-induced sedation, Anesthesiology 1996;84:64-9.

Liu J, Singh H, White PF. Electroencephalographic bispectral index correlates with intraoperative recall and depth of propofol-induced sedation, Anesth Analg 1997;84:185-9.

Katoh T, Suzuki A, Ikeda K. Electroencephalographic derivatives as a tool for predicting the depth of sedation and anesthesia induced by sevoflurane, Anesthesiology 1998;88:642- 50.

Flaishon R, Windsor A, Sigl J et al. Recuperação da consciência após tiopental ou propofol: Índice bispectral e a técnica do antebraço isolado, Anesthesiology 1999; 86:613-9.

Kearse LA, Rosnow C, Zaslavsky A et al: Bispectral analysis of the electroencephalogram predicts conscious processing of information during propofol sedation and hypnosis, Anesthesiology 1998;88:25-34.

Glass PSA. Anesthetic drug interactions: an insight into general anesthesia-its mechanisms and dosing strategies, Anesthesiology 1998; 88:5-6.

Eichhorn JH, Cooper JB, Cullen DJ et al. Standards for patient monitoring during anesthesia: Harvard Medical School, JAMA 1985; 256:1017.

T. Y. Euliano ,J. S. Gravenstein.Essential anesthesia from science and practice. Cambridge.UK .2004.76-88.

Gross JB, Bailey PL, Caplan R, Connis RT, Cote CJ, Davis FG et al. Directrizes práticas para sedação e analgesia por não anestesiologistas. Anesthesiology 1996;84:459-71.

Directrizes clínicas sobre a utilização electiva de sedação consciente, sedação profunda e anestesia geral em pacientes dentários pediátricos. AAPD 2003;25: 75-81.

Sandler NA, Hodges J, Sabino M. Avaliação da recuperação em pacientes submetidos a sedação consciente intravenosa utilizando a análise bispectral. J Oral Maxillofac Surg 2001;59:603-11.

McComb, Koenigsberg S, Broder H, Houpt M. The effects of oral conscious sedation on future behavior and anxiety in pediatric dental patients.Pediatr Dent 2002;24: 207-11.

Maney MCG, Skelly AM, Hamilton AG. Tratamento dentário para pessoas com comportamento desafiante: anestesia geral ou sedação? BDJ 2000; 188:358-60.

Kupietzky A e Blumenty A. Comparação do comportamento de crianças tratadas com anestesia geral com as tratadas com sedação consciente. J Dent Child 1997; 122-7.

Wilson KE, Welbury RR, Girdler NM. Um estudo da eficácia da sedação oral com midazolam para extração ortodôntica de dentes permanentes em crianças: um estudo prospetivo, aleatório, controlado e cruzado. BDJ 2002; 192: 457-62.

Averley PA, Lane I, Sykes J, Girdler NM , Steen N, Band S.Um estudo piloto RCT para testar os efeitos do midzolam intravenoso como sedação consciente.

Robert E.Primosch et al. Effect of nitrous oxide-oxygen inhalation with scavenging on behavioral and physiological parameters during routine pediatric dental treatment. Pediatr Dent1999.21;7:417-20.

Robert J Henry et al. The effects of various dental procedures and patient behaviors upon oxide scavenger effectiveness. Pediatr Dent 1992;14:19-25.

Neerja Singh et al. A comparative evaluation of oral midazolam with other sedatives as premedication in pediatric dentistry. JCPD 2002;26:161-4.

Lee-Kim S, Fadavi S, Punwaine I, Koerber A. Sedação nasal versus Midazolam oral para pacientes pediátricos dentários. J Dent Child 2004; 7: 126-30.

Short TG e Young Y. Toxicidade dos anestésicos intravenosos. Best Pract Res Clin Anaesthesiol 2003;17:77-89.

Margan CL e Skelly AM. Serviços de sedação consciente prestados em cuidados secundários para dentisteria de restauração no Reino Unido: Um inquérito. BDJ 2005; 198: 631-5.

Religa et al. Associação entre a análise bispectral e o nível de sedação consciente de pacientes pediátricos dentários. Odontopediatria 2002;24:221-26.

Rofling et al. The effect of supplemental oxygen on apnea and oxygen saturation during pediatric conscious sedation (O efeito do oxigénio suplementar na apneia e na saturação de oxigénio durante a sedação pediátrica consciente). AAPD 1998;20:8-17.

Haberland et al. Monitorização do índice bispectral da profundidade da sedação em pacientes pediátricos dentários. Anesth Prog 2011;58:66-72.

Overly FL, Wright RO, Connor FA, Jay GD, Linakis JG. Análise bispectral durante a sedação profunda de pacientes pediátricos de cirurgia oral. J Oral Maxillofac Surg. 2005;63:215-19.

Sandler NA, Sparks BS. A utilização da análise bispectral em pacientes submetidos a sedação intravenosa para extracções de terceiros molares. J Oral Maxillofac Surg. 2000;58:364- 8.

Malviya S, Voepel-Lewis T, Tait AR. A comparison of observational and objective measures to differentiate depth of sedation in children from birth to 18 years of age. Anesth Analg. 2006;102:389-94.

Cote CJ, Goldstein EA, Cote MA, et al. Um estudo simples-cego de oximetria de pulso em crianças. Anesthesiology 1988; 68:181.

Girdler NM, Hill CM, Wilson KE. Espectro da gestão da ansiedade. Clinical sedation in dentistry (Sedação clínica em medicina dentária). West Sussex, Wiley Blackwell, 2009; 127-151.

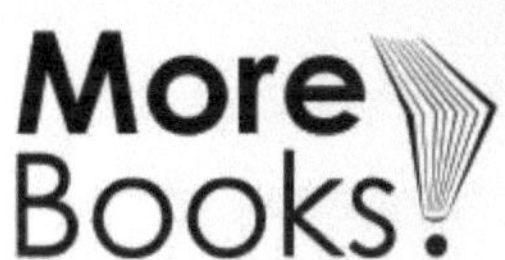

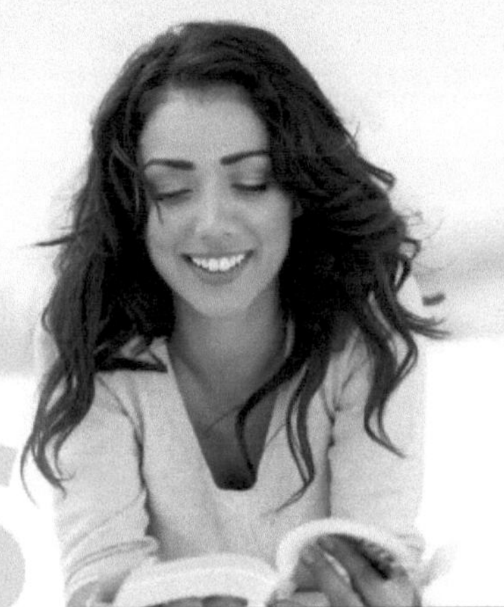

yes
I want morebooks!

Buy your books fast and straightforward online - at one of world's fastest growing online book stores! Environmentally sound due to Print-on-Demand technologies.

Buy your books online at
www.morebooks.shop

Compre os seus livros mais rápido e diretamente na internet, em uma das livrarias on-line com o maior crescimento no mundo! Produção que protege o meio ambiente através das tecnologias de impressão sob demanda.

Compre os seus livros on-line em
www.morebooks.shop

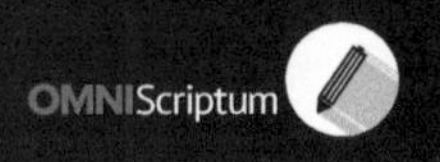

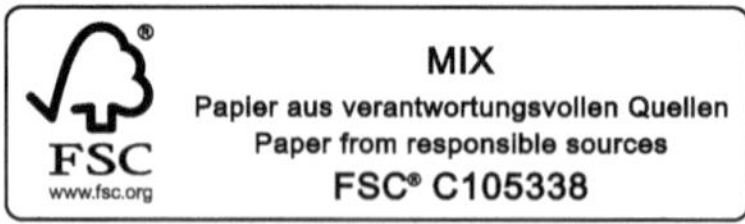

Printed by Books on Demand GmbH, Norderstedt / Germany